U0257772

孩子近视
家长最关心的100个问题

杨晨皓 翟晓文 主编

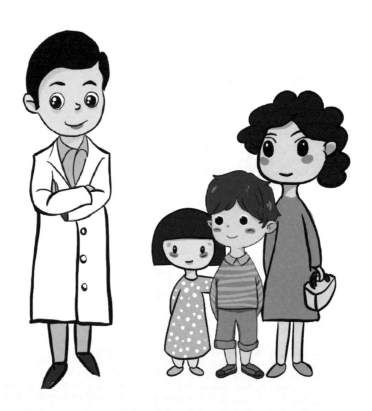

復旦大學 出版社

编委会

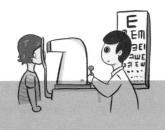

序 一

　　《孩子近视——家长最关心的 100 个问题》一书，经复旦大学附属儿科医院眼科团队的辛勤编写，终于由复旦大学出版社出版了。该书的出版，针对社会和家长的切实问题和困惑，及时为广大家长和儿童青少年提供有关近视防控的科普知识和信息。这对我国儿童青少年的近视防治工作具有重要的作用，是一件值得庆贺的事。

　　近视作为一个全球性的公共卫生问题，已引起越来越多人的关注。近年来，由于中小学生课内外负担重，智能手机及平板电脑等电子产品普及，缺乏体育锻炼和户外活动等原因，我国儿童青少年近视问题越发严重，近视率居高不下、不断攀升且呈现低龄化、重度化、发展快及程度深的趋势。

　　2018 年 8 月 28 日，习近平总书记就我国儿童青少年视力健康作出重要指示："我国学生近视呈现高发、低龄化趋势，严重影响孩子们的身心健康，这是一个关系国家和民族未来的大问题，必须高度重视，不能任其发展。"为贯彻落实习近平总书记重要指示精神，教育部等 8 部门联合印发《综合防控儿童青少年近视实施方案》，提出了新时代防控儿童青少年近视的阶段性目标，明确了家庭、学校、医疗卫生机构、学生、政府有关部门防控儿童青少年近视的职责、任务和要求。

　　儿童青少年近视防治作为公共卫生的重要问题，除了需要专业医学人员的不懈努力，更需要全社会参与。本书以回答 100 个问题的形式，从儿童青少年近视基本概念、近视的形成原因和发展过程、近视的预防和治疗手段等方面，有针对性地讲解和回答了家长和社会关切的问题。非常期望本书能传递正确的科普信息，并将近视的科普知识带进学校、家庭及社区，让更多的人客观了解近视，科学理解近视，避免陷入近视认识的误区，寻找并选择有效、合理、安全、实用的近视防控方法，培养全民护眼意识，培养儿童青少年良好的用眼习惯。

"从今惜取观书眼，长看天西万叠青。"希望广大读者对本书提出宝贵的意见与建议，大家一起来关心和参与近视的防控工作。如此，则是达成了本书编写的目的。

复旦大学常务副校长　桂永浩

2021 年 3 月 23 日

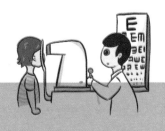

序 二

　　近视，你我都不陌生，它与多数人都息息相关。大量儿童青少年深受其困扰，家长为之焦虑与烦恼。关于近视防控，大家似乎都了解些，如要参加户外运动、要端正坐姿、要少玩电子游戏，等等。但又有很多疑虑，眼镜会越戴越深吗？要戴防蓝光眼镜吗？有什么药物可以控制吗？广大家长看待近视，有时觉得触手可及，但有时又觉得雾里看花，懂一点，又欠缺一点。

　　但是，近视发展的严峻形势，却不因大众懂或者不懂而好转。我国学生近视呈现重度化、低龄化趋势，已成为一个关系国家和民族未来的大问题。近视防控任重道远，需要医生、家庭、社会共同参与，这就需要家长对近视知识有一定的了解。各种搜索网站虽然可解一时之渴，但很多真知灼见淹没在信息的海洋里，让家长常感到千头万绪、无所适从。

　　医生的工作是在浩如烟海的科学文献中寻求答案，将长时间苦思冥想和探索的结果提炼转化，让作为非医学工作者的普通大众在短时间内也能理解受益，这是科普的魅力。本书的编写团队，有着丰富的小儿眼科临床经验和多元化的近视防控手段，每天面对的不是懵懵懂懂的患儿，就是忧心忡忡的家长，因此能把深奥复杂的近视理论用浅显易懂的语言表达出来，不会让人觉得学术味太浓而望而却步。同时，它又不像说明书那样枯燥，编写团队将医学知识像讲故事一样，剥茧抽丝般地提取出来。这样一来，科普文章也可以如同小说一样峰回路转，引人入胜。

此外，医联体建设是上海卫生事业改革的创新举措，近视防控也是我院医联体项目之一。由政府、医院、学校和家长共同参与儿童青少年的健康管理，是我们新的探索。希望本书也能帮助我们的医联体单位，夯实和提升基层儿科服务能力，从而能构建全面的儿童青少年健康服务网，实现我们成立医联体项目的初衷。

本书虽然定位科普，但不失科学性，数据资料多来源于前沿文献、权威性的报刊、科学专栏和书籍。希望广大读者能从中获得全新的近视知识，对近视的防控有更多、更深入的理解。

复旦大学附属儿科医院副院长　翟晓文

2021 年 3 月

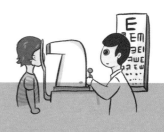

前　言

在我从医学院毕业的前夕，我留意到一则新闻——我国卫生部张文康部长在北京代表我国政府在"视觉2020行动"宣言上签字，庄重承诺：2020年以前，在我国根治可避免盲，包括白内障、沙眼、河盲、儿童盲及低视力与屈光不正。这20年，我一直在从事小儿眼科工作，虽然碌碌无为，但也不曾停下探索的脚步，一心想着要为实现张部长的承诺，努力贡献自己微薄的力量。

我刚做小儿眼科医生时，儿童青少年近视问题没有现在这么严峻。近年来，儿童青少年近视问题日益突出，近视人口迅速增加和近视防控已成为全球公共卫生的难题。2018年，全国儿童青少年近视率已达53.6%。2020年，疫情期间大量的线上教育和户外活动时间严重不足，造成儿童青少年近视率又上升了11.7%。据预测，至2050年，全球人口约50%为近视，10%为高度近视，近视将成为致盲的重要病因。

作为一名儿科医生，我能深刻体会当每一位父母听到医生告诉他们"您的孩子已经近视了""您的孩子需要戴眼镜""您的孩子近视度数还会不断加深……"时，他们的那种焦虑与痛苦。理智的父母会和医生探讨，我的孩子为什么这么早就近视了？为延缓近视发展，我能为孩子做些什么？近视不断发展，对孩子会有什么危害？焦虑的父母，为了避免孩子戴眼镜，尝试各种偏方，甚至道听途说各种旁门左道，最后反而使近视发展得更快。我和同事们深感作为国家儿童医学中心的医生，我们有责任和义务把科学的近视防控手段和最新的研究进展呈现给家长、老师和深受近视困扰的小朋友们。

　　近视的防治不仅仅是医学问题，还涉及公共卫生政策、教育体制改革等，但最重要的一环恰恰就是家庭。只有父母重视，能正确地面对近视，才能有针对性地采取个体化精准防控手段。人类在疾病面前依然是渺小的，近视仍有很多谜团尚未解开。近视率不断攀升的同时，整个社会和家长对近视的认识还存在很多误区，增加了近视防控的难度，我们希望借本书传递给父母科学知识。近视的防控一定要以家庭为核心，从学龄前儿童抓起，才能预防或推迟儿童近视的发病年龄，使每个孩子都能"心中有火，眼里有光"。

复旦大学附属儿科医院眼科主任　杨晨皓

2021 年 3 月

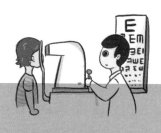

目　录

第一篇　了解近视

第二篇 近视的形成和发展

第三篇　近视的预防

第四篇 近视的治疗

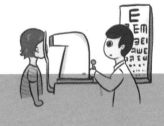

了解近视

　　8岁的小乐上小学二年级，一直是一名品学兼优的好少年。但近期老师反映小乐上课注意力不集中，成绩也下降了。小乐说他看不清黑板，才在上课时和同学说话的。爸妈很着急，带小乐来到国家儿童医学中心、复旦大学附属儿科医院。他们挂了杨晨皓主任的号。这天爷爷奶奶、外公外婆和爸爸妈妈6个人带着小乐一起来就诊。他们得知小乐视力不佳后，已经在网上进行了搜索，但越看越糊涂，搞不清哪些信息是正确的，哪些信息有误导，心中有太多的疑惑等待解答。

　　小乐看到父母很着急，自己很害怕，也很迷茫，他一到诊室就赶紧问杨主任："医生叔叔，医生叔叔，到底什么是近视呢？"

👁 1. 到底什么是近视?

眼睛是一个精确调控的光学系统。我们能够清楚地看到物体，是因为物体发射或反射的光线进入眼球光学系统后，聚焦在了视网膜（眼睛的感光部分）上而成像。如果没有聚焦在视网膜上，那么成像就是模糊的，即屈光不正。在调节放松状态下，平行光线进入眼内，其聚焦在视网膜之前，即为近视（myopia）。

近视是一种眼部疾病，是屈光不正的一种，主要表现为看远处物体时感觉模糊不清（例如，看不清黑板、电视上的字）。近视时检查验光则会提示近视度数。例如，近视 50 度，记录为"－0.50D"。

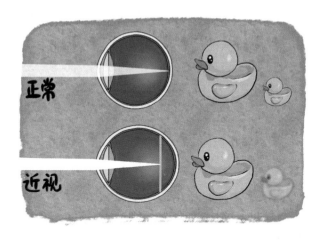

近视的发生受遗传、环境及不良用眼习惯等多因素的综合影响。目前，其确切的发病机制仍在探索中。近年来，我国近视发生率呈明显上升趋势，近视已成为影响我国国民尤其是儿童青少年眼健康的重大公共卫生问题，并且近视也被列为世界三大疾病之一。在我国，有 6 亿多人饱受近视的困扰。我国儿童青少年总体近视率为 53.6％，其中 6 岁儿童为 14.5％，小学生为 36％，初中生为 71.6％，高中生为 81％，大学生为 90％。

（1）近视的分类

1）依据近视度数分类：①低度近视，≤300 度；②中度近视，＞300～600 度；③高度近视，＞600 度。

2）依据病程进展和病理学变化分类：

A. 单纯性近视：近视度数一般在 600 度以内，其中大部分孩子的眼睛是健康的，近视进展缓慢，用适当的镜片即可将视力矫正至正常，其他视功能指标大多正常。

B. 病理性近视：病理性近视指到成年后很长一段时间，还会继续发展的近视。一般近视度数较高，更重要的区别点在于病理性近视可以出现眼底病理性改变。患者在较年轻时即可出现玻璃体液化、浑浊和玻璃体后脱离等。除了矫正视力差和眼轴显著变长之外，常伴有夜间视力差、飞蚊症、漂浮物及闪光感等，发生视网膜脱离、撕裂、裂孔、黄斑出血、新生血管和开角型青光眼的危险性要大得多。

3）根据屈光成分分为屈光性近视和轴性近视。

（2）典型症状

1）远视力减退：看远时视物模糊，而看近处时视力正常。初期常有远视力波动（有时看得清，有时看不清），看远处目标时常不自觉地眯眼。

2）视疲劳：过度用眼后出现重影、畏光、眼干、眼痒、眼异物感、眼部酸胀及头痛等。

3）眼球改变：常由于眼轴变长，表现为眼球突出。当眼球前后径过长，眼球后极部扩张，形成后巩膜葡萄肿。

4）外斜视或外隐斜：由于看近时不用或少用调节，导致集合功能相应减弱，易引起外隐斜视或外斜视。

5）眼底改变：如近视弧形斑、豹纹状眼底、黄斑部出血或形成新生血管，可发生形状不规则的白色萎缩斑，或有色素沉着呈圆形黑色斑；视网膜周边呈格子样变性、囊样变性。

👁 2. 什么是远视?

远视（hypermetropia or hyperopia）也是屈光不正的一种，指当调节放松时，平行光束经过眼球折射后聚焦于视网膜之后的一种屈光状态，当眼球的屈光力不足或其眼轴长度不足时就会产生远视。当远视度数较低时，孩子可以利用调节把视网膜后面的焦点移到视网膜上，从而获得清晰的视力，但由于频繁并过度使用调节，远视者易发生眼疲劳。严重的远视看远不清楚，看近更不清楚。

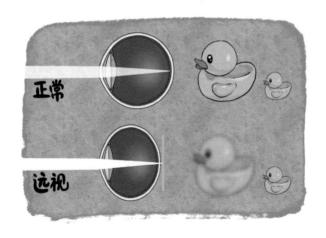

（1）远视的分类

在临床中，远视的低、中、高度等分类并不重要，因为个体间反应差异很大，所以重要的是分析和判断针对个体的远视状态或程度对其视力或眼位的影响，尤其在个体的不同年龄阶段。

1）轴性远视：远视中最常见的是轴性远视，即眼的前后轴比正视短些，它是远视屈光异常中比较多见的一种。眼的前后轴短，可以是生理性改变，也可见于病理情况，如眼肿瘤或眼眶的炎性肿块可使眼球后极内陷，并使之变平；再者，球后新生物和球壁组织水肿均可使视网膜的黄斑区向前移。

2）屈光性远视：由于眼球屈光成分的屈光力下降所造成的远视，其眼球长度正常或基本在正常范围内。可能是角膜和（或）晶状体曲率的异常、老年时的生理变化或眼病引起。

（2）与远视有关的问题

1）症状、出现的时间：年龄＜6岁时，低、中度远视者可以无任何症状，因为这个年龄段的孩子眼调节幅度很大，近距离阅读需求也较少。高度数远视的小朋友通常是在体检时发现，或伴有调节性内斜视而发现。远视的正确矫正可以减少调节，从而减少调节性集合而消除或减少内斜视。年龄＞6岁时，近距离阅读的需求增大，特别在上小学后，阅读量增加，阅读字体变小，从而开始出现一些视觉症状。

2）屈光性弱视：一般发生在高度远视，且未在6岁前给予适当矫正的儿童，因为看远不清，看近更不清，视网膜黄斑部从来没有受到清晰像的刺激。但这类弱视可以通过检查及早发现并完全矫正，同时给予适当的视觉训练，可以达到良好的治疗效果。

3）内斜视：最容易发生在中度远视患者中，因为该类患者可以通过动用"调节"达到清晰成像的目的。远视患者未进行屈光矫正时，为了获得清晰的视力，在远距离用眼时就开始使用调节，近距离用眼时使用更多的调节，屈光调节会伴随出现眼球内聚，从而产生内斜视或内隐斜。如果斜视持续存在，则会出现斜视性弱视。

4）假性视盘炎：远视的眼底常可见视盘小、色红、边缘不清，稍隆起，但矫正视力正常或与以往无改变、视野正常，长期观察眼底无改变，称为假性视盘炎。

（3）远视的矫正

与近视矫正相反，远视用凸透镜矫正。使光线汇聚，使之进入眼球后聚焦在视网膜上。远视一般会随年龄增长而度数逐渐降低，但对于中高度远视的孩子来说，即使弱视已经矫正，但为了获得清晰视力和减少视疲劳，一般需要长期佩戴眼镜。

3. 什么是远视储备？有远视储备是不是就不会发生近视了？

一般情况下，新生儿的双眼都处于生理性的远视状态，这是因为新生儿的眼球比成年人小，眼轴也较短。随着眼球生长发育接近成年人的水平，孩子的远视度数会逐渐减少，直到 10 岁左右时，眼球大小基本定型，眼轴长度已经接近成人水平，这时生理性的远视基本消失，变成正视，称为"正视化过程"。

与屈光状态一样，儿童的视力也处于动态发育过程，视力发育随年龄而提升。不同年龄段儿童正常视力的参考值为：3 周岁为 0.6；4 周岁为 0.8；5 周岁及以上为 1.0。如果视力低于正常值，不代表肯定有问题，要结合双眼情况和屈光状态等因素而定。

我们已经知道在一般情况下，新生儿的双眼都处于远视状态，随着生长发育才逐渐趋于正视。在这个正视化的过程中，远视储备会逐渐被消耗，如果消耗过快或明显低于正常值，那么发生近视的可能性会大大增加。同时，由于儿童青少年眼的调节能力强，视力的正常很容易将眼球的改变掩盖，造成"正常"的假象。

眼球前后直径的改变间接反映在屈光检查结果上。通过睫状肌麻痹验光检查，可以得知孩子的准确屈光度数，评价孩子的屈光状态是否正常。远视储备就是孩子与相应年龄的屈光状态比较是否一致。不同年龄段儿童正常屈光状态参考值如下。

0～3岁： ＋2.00～＋2.50D

4～6岁： ＋1.50～＋2.00D

7～9岁： ＋1.00

10～12岁： 0D

可以看到，远视值随年龄增长而逐渐减少，直到 10 岁左右，接近正视。那么，有远视储备是不是就不会发生近视了呢？

有远视的情况下是没有近视的。远视储备全部消耗完，孩子才会近视。也就是说，生理性的远视不会和近视同时出现。但远视值如果过高也是不健康的信号，明显超过正常值的远视，属于屈光异常，可能引起弱视和斜视等问题。

那么在远视储备不够的情况下，有办法提高远视储备么？

很遗憾，远视储备很大程度上是天生的，主要与遗传和眼睛屈光成分相关。当然，在 2～3 岁以后，孩子开始接触各类电子产品，接受学前教育，近距离用眼时间明显增加，远视储备量的变化会受到用眼习惯等环境因素影响。远视储备就像给每个孩子的一个存折，里面有一笔钱，钱就代表远视储备的量。但这个数值因人而异，并且没办法给里面加存款，随着时间推移，钱还会慢慢消耗。等消耗完了，余额则为 0，如果还继续消耗，就变成负值，也就是近视了。因此，远视储备一般不能增加，也无法通过其他手段来增加，家长能做的是尽量减缓"远视储备"的消耗速度。

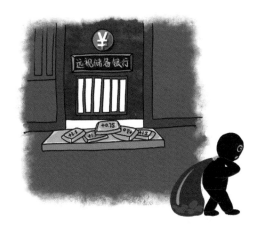

那么，如何防止远视储备的过度消耗呢？

户外运动可以有效预防近视的发生。每天 2 小时的户外暴露，可以预防近视；每周如果有 10 小时以上的户外活动，就能够抵消部分近距离用眼的影响。即使父母双方都近视，每周 10 小时以上的户外活动，仍然有保护作用，发展成近视的风险相对较低。在傍晚、晚上或者阴雨天气进行户外活动对预防近视的效果欠佳。因此，尽量安排在有明亮自然光线的时间段进行户外活动。

由于室内的自然光线远比户外差，因此室内活动与预防近视关系不大。但是，如果天气寒冷或者刮风，很难去户外的情况下，可以考虑在阳台、阳光房，或者在自然光线比较足的窗户旁安排室内活动。白天在家时，打开所有窗帘，多开窗，这样做也能够改善孩子活动区域的光线。另外，要严格控制近距离用眼时间，可以每用眼 20 ~ 30 分钟，远眺一会。

👁 4. 什么是散光？怎么会有散光的？散光会加深吗？

散光（astigmatism）与近视和远视一样，是屈光不正的一种。

通俗地讲，眼球并不是正球形，而是扁椭圆形，所以眼球在不同子午线上屈光力不同。平行光线通过眼球折射后，不能聚集于一个点，从而不能形成清晰的物像，这种屈光状态称为散光。散光眼无法通过调节作用或移动物体距离而形成清晰的像，只有佩戴合适的柱镜，才能在视网膜上形成清晰的像。散光可由角膜或晶状体产生，前者称为角膜散光（最为多见），后者称为眼内散光。

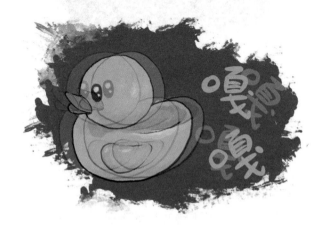

散光大多数是先天性的，也有一定的遗传性，特别是父母有高度散光的。还有因为眼外伤或者眼部疾病引起的。例如，圆锥角膜、角膜周边退行性病变或因角膜炎症后留下的瘢痕。此外，白内障手术后或眼睑肿物压迫眼球，亦可引起散光。

50 度以下的轻度散光，认为是生理性的，是由于上下眼睑的经常压迫所致。随着年龄的增长，这种生理性散光有轻度增长的倾向。

（1）散光的分类

散光可以分为两大类，规则散光和不规则散光。规则散光又可以分为顺规散光、逆规散光和斜向散光。不规则散光无规律可寻，常常由于角膜疾病、晶状体疾病或眼部手术所致。

（2）典型症状

1）视力下降、视物模糊：散光的情况下，人们感知到的除了模糊，更为明显的是重影症状，也就是把一个点看成了很多个点。视力下降与散光的程度和类型密切相关。有轻度散光的人视力通常正常，中、高度散光或斜向散光则远、近视力均不好，逆规散光对视力的影响比顺规散光大，若不及时矫正可形成弱视。

2）视疲劳：对于视网膜上的模糊图像需要不断地进行精细调节，加上视物发生扭曲，故散光者，特别是远视散光患者，容易发生视疲劳。表现为眼痛、流泪、头痛（尤以前额部明显）、视物重影、近距离工作不能持久。

3）代偿头位和眯眼视物：双眼有高度不对称散光者，为了看得更清楚，往往采取倾斜头位，散光矫正后可以恢复。孩子有时为了得到较大的视网膜像，常像近视的孩子一样把物体拿到近处。高度散光者无论是看远处，还是近处目标时都常常眯眼，达到针孔和裂隙作用，以提高视力。通过针孔或裂隙看东西，可以减少散光对视力的影响。

（3）诊断、治疗及预后

散光的检查可以通过验光或角膜地形图检查来确定。对于儿童来说，佩戴柱镜进行光学矫正，是散光的主要治疗方法，包括框架眼镜及角膜接触镜。对于散光而言，其度数一般情况下都是比较稳定或随年龄增长轻微加深，度数下降的情况较少发生。如果出现散光度数大幅度增长，要考虑是否发生眼部其他问题，如圆锥角膜、晶状体脱位等。

👁 5. 近视、远视与散光是什么关系？

前面已经提到过眼睛要看清东西必须把外界物体聚焦在视网膜

上；如果没有聚焦在视网膜上，就会看得不清楚，叫作屈光不正。屈光不正主要包括近视、远视和散光。

经常有家长问，是不是看近清楚、看远不清叫近视？看远清楚、看近不清叫远视？其实是不能完全这样理解。譬如，高度远视的儿童看近、看远都不清楚。任何一种明显的屈光不正都会造成视力下降，并且除了屈光问题会导致视力下降，还有各种各样的眼部疾病都会造成视力下降。所以，当孩子出现视物不清（包括看远和看近）、体检视力下降时，需要到正规医院进行检查，而不是直奔眼镜店配眼镜。

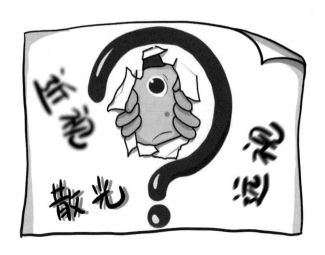

（1）近视、远视和散光的概念

在调节放松状态下，平行光束经过眼球折射后，聚焦在视网膜之前，称为近视。

在调节放松状态下，平行光束经过眼球折射后，聚焦于视网膜之后，称为远视。

平行光线通过眼球折射后，不能聚集于一个点，从而不能形成清晰的物像，称为散光。

还有一个概念，叫作"老花"，即老视。很多家长容易将老视与远视混淆，其实它们的机制完全不同。随着年龄的增长，晶状体逐渐硬化、弹性减弱，从 40 ~ 45 岁开始，出现阅读等近距离工作困难，这种由于年龄增长所致的生理性调节减弱，称为老视，不属于屈光不正。而远视是由于眼球屈光力过小或眼轴过短所致，出生后就存在。

（2）近视、远视、散光的临床表现

近视：看远时视物模糊，而看近处时视力正常。常由于眼轴变长，表现为眼球突出，易引起外隐斜视或外斜视。近视度数较高，可以发生不同程度的眼底改变，也易发生视疲劳。

远视：低度远视者可无任何症状；中高度远视看远不清，看近更不清，易伴有调节性内斜视，也易发生视疲劳。

散光：散光的情况下，孩子感知到的除了模糊，更为明显的是重影症状，也就是把一个点看成了很多个点。因此，看到的物像不够清晰。双眼有高度不对称散光者，为了看得更清楚，往往采取倾斜头位，喜欢眯眼视物，也易发生视疲劳。

（3）屈光不正的治疗

屈光不正的矫正都是采用适当的办法，使得进入眼球的光线聚焦在视网膜上。

近视：可以通过佩戴光学镜片的方式，包括框架眼镜（凹透镜）或角膜接触镜；也可以通过改变眼部屈光力的方式，如做屈光手术。

远视：远视与近视相反，需要用凸透镜矫正。轻度远视如无症状，无须矫正；如有视疲劳或内斜视，即使远视度数低，也应该戴足矫眼镜；中高度远视应该戴镜矫正视力，预防弱视。

散光：不同于近视远视，散光需要分别矫正两条主子午线的不同屈光度数，用柱镜矫正；而不规则的散光不能用柱镜矫正，可以试用硬性角膜接触镜矫正。

👁 6. 什么是屈光参差？

双眼的屈光状态不一致者即为屈光参差。一般来说，人的两只眼睛屈光状态普遍存在轻度差异，完全一致者非常少见。屈光参差有多种类型，可表现为屈光性质不同，也可表现为屈光性质相同而屈光度不同。

临床上，把屈光参差分为生理性和病理性，根据全国儿童斜弱视防治学组提出的统一试行诊断标准，把双眼屈光度相差球镜≥1.50D（150度），柱镜≥1.00D（100度）称为病理性屈光参差，小于这个度数则为生理性屈光参差。病理性屈光参差的危害一方面是损害双眼同视功能，另一方面会导致单眼弱视及斜视。

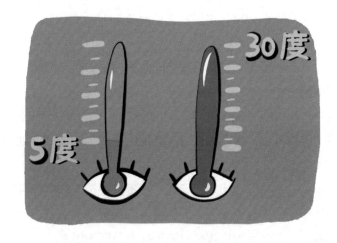

在生长发育过程中，远视度数会不断减轻，而近视度数会不断

增加。屈光参差发生的原因可能是由于用眼习惯使得双眼远视消减或近视增长过程中发展速度不一致所致。也有很大一部分出生时双眼就表现为眼轴长度的不平衡，双眼的屈光状态不对称，即为先天性的屈光参差。此外，眼外伤、眼部手术等也可造成医源性屈光参差。

轻度屈光参差一般不影响双眼立体视觉，但屈光参差超过一定程度后，双眼会失去融像能力，无法形成立体视觉。理论认为屈光参差超过 2.50D（250 度）时，双眼在视网膜上的像差＞5％，双眼融像能力丧失，无法形成立体视觉。但实际上由于个体差异的原因，人可以忍受的屈光参差最高可达到 6.00D（600 度）。

双眼屈光参差容易产生弱视，并且屈光参差出现时的年龄越小，弱视程度越深。因此，为了预防和矫正屈光参差性弱视，必须在儿童早期进行屈光矫正，并进行遮盖及适当的视功能训练，以保持双眼单视功能。其次，屈光参差还容易产生视疲劳及废用性斜视。因此，要重视儿童早期的视力筛查，早发现、早预防、早干预，减少弱视及其他并发症的发生。

屈光参差最简单的治疗方法就是佩戴框架眼镜。但是通常屈光参差超过 2.50D，佩戴框架眼镜，双眼像差大，融像困难，容易出现头痛、头晕及复视等症状，无法耐受戴镜。因此，屈光参差超过 2.50D 的儿童可以选择角膜接触镜。比如，高透氧硬性角膜接触镜（RGP）、角膜塑形镜（OK 镜）等，从而缩小双眼像差，提高双眼融像能力，获得更好的视觉质量。儿童有较大的适应性和可塑性，可以很好地适应框架眼镜。因此，对于各种原因导致不能佩戴角膜接触镜者，仍然可以尝试佩戴框架眼镜，对于 6.00D 以下的屈光参差应积极行全矫或尽量接近全矫。

7. 什么是先天性近视?

先天性近视也叫遗传性近视,是指起于学龄前的近视,大多数出生时已经存在,也有 2 ~ 3 岁后出现,按照低度-中度-高度发展,整个过程不可逆;也有指 6 岁以前即达到 500 度以上的近视。其发病率在人群中约占 1%,是因遗传及胚胎发育异常引起的一类近视。其临床特点除了裸眼视力很差,矫正视力也通常达不到正常,大多数伴有散光、眼轴增长。先天性近视度数上升与用眼和调节可能无关,与眼球发育有关。若近视度数过大,且未及时矫正,导致视网膜成像模糊就容易发生弱视。

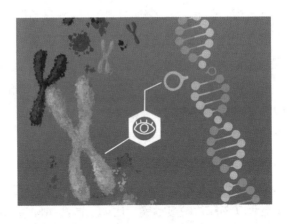

先天性近视与父母的近视程度关系密切。若双亲均为高度近视,其子女发生近视的可能性就较大;反之,就比较小。单纯性近视属于多基因遗传病,一般度数较低、无明显的眼底改变,矫正视力正常。而先天性近视多属于常染色体隐性遗传,近视度数较高,眼底有明显的病变,矫正视力一般比较差。

先天性近视的发病机制有多种学说,主要起因于遗传,亦可起因于胚胎发育异常，均属病理性近视，最终多表现为高度近视（另有一类病理性近视继发于某些眼病或全身性疾病，可出现于幼儿期、发育期或成年期）。

先天性近视的其他发病机制还有感染、营养紊乱、血液循环障碍、免疫异常及眼压作用。另外，孕期有害因素的影响很早也受到注意。孕期头 3 个月胎盘功能低下，各种致病因子可通过胎盘屏障影响胎儿生长发育。如，风疹病毒、烟、酒中毒及药物不良反应等均可影响胎儿视觉器官的发育；妊娠高血压综合征（高血压及高蛋白尿等）对胎儿眼发育亦有影响，均可诱发先天性近视。

从胚胎期开始到出生后的人眼发育全过程中，若生长速度异常，各个结构成分间的比例失调或代偿功能障碍，均可破坏人眼正常发育，导致眼轴延长而发生近视。故在遗传或某些外界因素作用下，眼轴生长延伸，此时可通过角膜或晶状体的相应改变来抵消眼球的异常屈光，而当此代偿机制丧失时，则形成近视。另有一种情况是，在胚胎发育中期，若眼压与巩膜硬度不协调，眼球后极部可暂时发生膨胀，但在出生前这种膨胀力可为后极部巩膜紧缩所补偿。若此过程障碍，则可引起不同程度的先天性轴性近视。

人的眼球发育，主要在母亲怀孕的早期，即孕期的前 40 天（整个孕期为 280 天）。这时应做好孕妇的保健工作，如加强疾病的预防，注意进食高蛋白质和富含维生素的食物以增加抵抗力，不饮酒、吸烟和随意用药。如果孕妇在此时患风疹、感冒发热，或受其他病毒和细菌侵犯，再加上用药不当，就会给胎儿眼球的正常发育带来一定程度的不良影响，可能发生先天性眼病，先天性近视即是其中的一种。

先天性近视的儿童，眼球提前发育，眼轴延长，而近视度数主要取决于眼球长度。因此，一旦发现先天性近视后应该及时配镜并常戴，避免弱视的发生。

👁 8. 什么是弱视？

弱视（amblyopia）是视觉发育期（婴幼儿期）由于单眼斜视、未矫正的屈光参差、高度屈光不正及形觉剥夺引起的单眼或双眼最佳矫正视力低于相应年龄的视力；或双眼视力相差2行及以上，视力较差眼为弱视眼，且眼部检查无器质性病变。

弱视主要是中心视力缺陷，周边视力可以正常，在视觉发育关键时间易发生。弱视不同于其他器质性的眼病，它的最佳矫正视力减退经过适当的治疗是可逆的，这是弱视的一个特点。所以，孩子被诊断为弱视，家长不用紧张，大部分弱视，通过治疗是可以矫正的。

我国弱视的发病率为2%～4%。儿童期的早期筛查可以预防弱视，对于已经发现弱视的孩子可以早期干预、早期恢复。诊断儿童弱视时，一定要首先进行系统检查，排除眼部器质性改变。同时，应发现导致弱视的相关因素，不能仅凭视力差这一个指标即诊断为弱视。

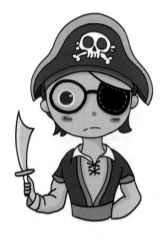

（1）弱视的分类

1）斜视性弱视：为单眼弱视。发生在单眼恒定性斜视，双眼交替性斜视一般不形成斜视性弱视。其由于大脑皮质主动抑制斜眼的视觉冲动，长期抑制形成弱视。斜视发生的年龄越早，产生的抑制越快，弱视的程度越深。

2）屈光参差性弱视：两眼之间存在屈光参差（双眼远视性球镜屈光度数相差 150 度，或柱镜屈光度数相差 100 度），即双眼度数的偏差，会导致两眼不同视，两眼视网膜成像大小、清晰度不同，屈光度较高的一眼黄斑部成像模糊，引起两眼融合反射刺激不足，不能形成双眼单视，从而产生被动性抑制，度数较高的一眼就形成了弱视，为单眼弱视。弱视的程度不一定与屈光参差的度数有关，但与注视性质有关。旁中心注视者弱视程度较深，这类弱视的性质和斜视性弱视相似，是功能性的和可逆的。临床上，有时也不易区分弱视是原发于屈光参差，还是继发于斜视。但此型如能早期发现，及时佩戴眼镜，是可以治疗的。

3）屈光不正性弱视：为双眼弱视，多发生于未佩戴矫正眼镜的高度屈光不正患者。屈光不正主要为双眼高度远视、高度近视或散光，且双眼最佳矫正视力相等或接近，并无双眼物像融合功能障碍，故不引起黄斑功能性抑制。若及时佩戴适当的眼镜，视力可逐渐提高。高度近视引起的视力下降要和近视性视网膜病变相鉴别。

4）形觉剥夺性弱视：在视觉发育关键时期内，由于屈光间质混浊（角膜白斑或白内障）、完全性上睑下垂等形觉剥夺性因素造成视力下降，可为单眼或双眼，单眼形觉剥夺性弱视较双眼弱视后果更为严重。

（2）弱视的表现

1）视力不良：最佳矫正视力低于正常，经过治疗可以恢复或部分恢复。

2）拥挤现象：分辨排列成行的视标的能力比分辨单个视标差，即弱视眼识别单独视标比识别集合或密集视标的能力好，即用单个视标测得的视力比用成行视标测得的视力好。

3）旁中心注视：部分程度较重的弱视由于视力下降显著，导致黄斑中心凹失去注视能力，形成旁中心注视。

（3）弱视的治疗

弱视治疗的一个要点就是需要早期治疗，所以一旦发现弱视，需要尽早积极治疗。

1）矫正屈光不正：对于存在的屈光不正，要尽早行睫状肌麻痹验光，及时佩戴矫正眼镜。

2）去除形觉剥夺因素：早期治疗先天性白内障或先天性完全性上睑下垂。

3）遮盖疗法：常规遮盖治疗即遮盖优势眼，强迫弱视眼使用，是迄今为止最为有效的治疗单眼弱视的方法。

4）其他治疗：后像疗法、光栅刺激疗法、海丁格刷训练等。

治疗弱视，年龄因素非常关键，年龄越小，疗效越好。

👁 9. 为什么有的小朋友既有近视，又有弱视？

通过前面的内容，我们知道有一种弱视叫作屈光不正性弱视，指发生于未及时佩戴矫正眼镜的高度屈光不正患者。屈光不正主要为双眼高度远视、高度近视或散光。所以近视和弱视是可以同时存在的。高度近视是原因，可以引起弱视。但对于中低度近视的小朋友来说，一般不会存在弱视。

大部分的近视性弱视为高度近视或伴有较高散光，多在幼年发生。由于高度近视引起视物不清而得不到视觉刺激，影响正常的视觉发育。先天性近视更易发生弱视。先天性近视的弱视患者眼电生理学检查也会发生异常，异常程度跟近视、弱视程度有关。这些结构和眼电生理的异常可能会导致近视性弱视患者治疗效果差。

研究发现，各种原因引起的屈光不正性弱视患儿中，远视性弱视患儿的疗效往往优于近视性弱视。对于近视性弱视儿童的治疗，没有统一的标准。

通常弱视的治疗原则包括矫正异常屈光、遮盖治疗及弱视训练等。治疗屈光不正性弱视必须在充分散瞳验光的基础上，结合眼位佩戴合适度数的矫正眼镜。此外，合理制订遮盖、压抑等综合治疗方案，同时给予光栅、后像及精细目力等增视训练，兴奋、唤醒视觉中枢细胞，促进视功能的恢复。

屈光不正性弱视治疗的疗效与患者年龄、弱视类型和弱视程度均具有相关性。治疗时年龄越小，处于视觉发育的关键期和敏感期，弱视眼的可塑性越强，经过恰当的治疗和训练，视力越有可能较快恢复，治疗效果越好。弱视程度越重，视觉中枢抑制就越深，对治疗的反应越差，治疗效果越差。

在不同类型的患者中，近视性弱视患儿视力提升比较慢，康复难度比较大，并且不宜进行弱视训练，以防近视度数进一步加深。而且随着年龄增长，眼轴变长，近视度数越高，眼部病理变化越明显。这些病理变化不仅造成视力提高困难，甚至可能使视力下降，部分抵消了弱视治疗的效果。

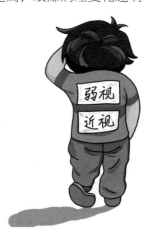

近视性弱视患儿的治疗：

1）需要严格戴镜（最小正球镜、最佳矫正视力）进行光学矫正，避免眼镜下滑偷看，或远离光心看。

2）定期检查眼轴、眼底等。

3）定期随访，根据视力及度数变化

及时调整眼镜度数。

4）屈光参差性近视弱视患者，建议戴镜和遮盖治疗。

10. 什么是斜视？斜视和近视有关系吗？

临床工作中经常会碰到大家对斜视的一些误解。比如说，"医生，我家小孩老是斜着眼睛看电视，是不是有斜视呀？""医生，我家小孩老被人说是'斗鸡眼'，是不是有斜视呀？"对于第一个问题，医生常常会问家长，斜眼看时是两个眼睛都朝着同一边看？还是两个眼睛一个朝前看，一个朝旁边看？其实大多数家长的回答都是前者，那就顶多算是侧视，一般不是斜视；少数家长会告诉你是后者，那么这倒真的是斜视。关于第二个问题中家长们提到的"斗鸡眼"，其实很多人都是假性的，尤其是东方儿童，是因为先天性内眦赘皮引起视觉上的错觉，专业医生看一眼就明了了，那也不是真正的斜视。所谓的真正的"斗鸡眼"，即内斜视，是斜视的一种常见类型，需要及时治疗，以免影响视功能发育。

那么斜视究竟怎么定义呢？斜视是指两眼不能同时注视目标，属眼外肌疾病。斜视主要分为两类，共同性斜视和麻痹性斜视。共同性斜视多见，以眼球无运动障碍，眼球各方位运动时斜视度基本

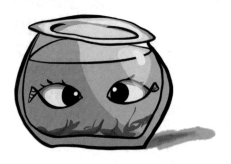

一致为主要临床特征；麻痹性斜视则有眼球运动受限、复视，可为先天性，也可因外伤或全身性疾病导致。麻痹性斜视相对少见，也比较复杂。

斜视是一门很深的学问，不是三言两语能够概括的。平时常见的斜视是共同性斜视中的内斜视和外斜视。内斜视是指眼位向内偏斜，即俗称的"斗鸡眼"。出生 6 个月内发生的内斜视称为先天性内斜视，偏斜角度通常很大，一般需要尽早手术治疗；后天性内斜视又分为调节性与非调节性。调节性内斜视常发生在 2~3 岁儿童，患儿通常会伴中高度远视，或是异常的调节内聚力与调节比率，需要阿托品散瞳使睫状肌充分麻痹后验光，进行足矫配镜；非调节性内斜视在确诊后则需要手术治疗。可见，儿童期的内斜视和远视有关系，和近视一般无关。

若要说和近视有关的，则是间歇性外斜视。间歇性外斜视是临床最常见的外斜视类型，常在 3 岁前发病，早期不易被察觉。患儿眼球可控制正位，但在疲劳、注意力不集中、看远时可表现为外斜，是外隐斜和显斜的中间状态。为什么会说间歇性外斜视会和近视有关呢？那就是因为患儿斜视度会随着双眼融合控制力的变化而变化。融合控制力的好坏直接决定了间歇性外斜视的治疗到底是保守治疗还是手术治疗。融合力好，外斜视控制得好的可行保守治疗，密切随访；融合力差，外斜视控制得不好的需要手术治疗。

那么，保守治疗的时候怎样增强融合控制力呢？那就是增加视网膜成像的清晰度。例如，伴有近视等屈光不正，应首先进行屈光矫正，严格佩戴眼镜，使得视网膜成像始终处于清晰的状态，从而不断刺激融合力，保持稳定的双眼单视。一旦视网膜成像模糊，导致融合力破坏，间歇性外斜视就会表现得更加明显。

这就是医生为什么在门诊一直告诉间歇性外斜视又合并近视的患者千万不要步入"能不戴镜就不戴""看近不戴，看黑板不清晰时才戴"的误区。伴有散光、高度远视、明显屈光参差的患儿也是同样的道理，戴镜优先。但不是所有的间歇性外斜视都是戴镜优先的，轻中度的远视则通常不提倡戴镜矫正，因其可能减少调节性集合导致外斜加重。

👁 **11. 小乐现在看不清黑板，视力下降就是近视吗？**

我们发现，家长通常把"视力下降"和"近视"画上等号，常拿着孩子在学校视力检查不达标的单子来就诊，跟医生说："医生，学校里查出来孩子近视了。"这是错误的。

视力下降的原因其实有很多。有一篇《2010 上海市宝山区小学生屈光不正和视力损伤的患病率调查》的文献分析了视力≤0.5 的 1 031 名学生视力损伤的原因，其中屈光不正者占 96.9%，弱视者占 3.6%，白内障者占 0.2%，其他致病原因者占 0.3%。可见屈光不正的确是引起青少年视力下降的主要原因。同样，该文献也统计了在所有 3 975 名学生中，近视患病率为 31.1%，远视患病率为 4.3%，散光患病率为 33%。近视和散光的患病率都为 3 成，确实很高。

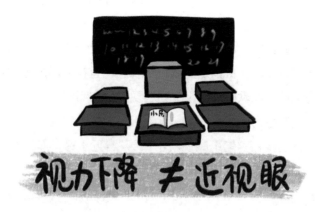

视力下降 ≠ 近视眼

　　所以可以这么说，屈光不正是视力下降的主要原因，其中以近视和散光为主，但不是视力下降就是近视。

　　散光一般以先天因素为主。视力不好可能是与生俱来的，而并非后期慢慢变差的，而且临床中发现同等度数的散光造成视力下降的程度远不及同等程度的近视。打个比方，拿 100 度的近视和 100 度的散光相比，100 度近视的小朋友视力可能只有 0.4 左右，而 100 度散光的小朋友视力可以达到 0.8 左右。所以 100 度近视需要佩戴眼镜，而 100 度散光通常不需要佩戴眼镜。相较而言，近视的小朋友更容易出现视力的明显下降，可以说是儿童青少年视力下降的一个最主要原因。

　　回到题初，虽然如此，仍然不能把近视和视力下降画上等号，这个时候我们需要到医院进行详细的眼部检查，除了查视力以外，还需要排除一些近视以外的情况（比如，远视、散光、白内障及眼底病变等），并根据检查报告来告诉你，小朋友是近视了，还是有别的问题，需不需要佩戴眼镜等。

👁 12. 孩子经常揉眼、眨眼，是发生近视了吗？

　　眨眼、揉眼可能是视力方面的问题，也可能是别的问题，不能一概而论，下面将几个容易引起眨眼揉眼的疾病一一罗列。

　　（1）变应性结膜炎

　　也就是通常所说的过敏性结膜炎。这个问题是跟小孩自身的过敏反应有关。眼睛过敏的时候主要表现为眼痒，小朋友们经常会不自主地眨眼睛或是揉眼睛，以缓解症状。在门诊经常会碰到有些比较小的小朋友，反而会说眼睛"痛"，其实这个痛也不一定是真正

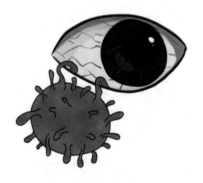

疼痛，有时候不舒服，眼睛干涩、异物感，或是痒感都会被不善于表达的小朋友说成是"痛"。这个时候家长也不用过于担心，只要医生帮你做出了正确的诊断，不管是痒也好，痛也好，都是可以治疗的。

（2）儿童抽动症

属于神经科的疾病，需要请神经科医生来协助诊断。患有抽动症的孩子主要以不自主眨眼动作为主，揉眼现象不常见，通常还伴有其他的小动作。比如，不自主的清嗓子发声、耸肩膀等。如果眼科医生检查基本排除眼部问题，而且孩子还合并有眨眼以外的其他小动作时，需要再去神经内科就诊，以排除抽动症。

（3）倒睫

倒睫是指上睑或是下睑的睫毛生长方向朝向眼球表面，接触并摩擦眼球。倒睫的严重程度不一，导致的眼部症状也有轻有重。轻度的倒睫表现为下睑靠鼻侧的少量几根睫毛倒长，接触或未接触眼球，但是当眼睛向下看时，倒睫对眼球的摩擦会加重，症状也会变明显，表现为流泪、畏光、异物感等，并出现眨眼、揉眼的症状。轻度倒睫一般以局部保护角膜、对症处理为主，辅以下睑向下牵拉的动作，一般不需要手术。而严重的倒睫无论是直视，还是下视时都有明显的睫毛接触，眼部刺激感严重，角膜上皮损伤范围大而密集，有时角膜变得太毛糙还会影响视力。小孩通常表现为畏光、流泪明显、睁不开眼。严重的倒睫需要手术处理。

（4）眼部干涩、疲劳

正常的眨眼频率是每分钟 15 ~ 20 次。瞬目是为了让泪液均匀地分布于眼表，使得角膜不会干燥缺氧。但是当眨眼增多时，就要考虑是不是眼睛太干了。泪液分泌过少或是蒸发过快都会导致眼干的症状。这时，眼睛就会通过增加眨眼频率来弥补泪液的不足，缓解眼部干涩症状。现在电子产品的使用增多，尤其是儿童线上教育的增加，学习时需要使用电子产品，这就会增加干眼的发病率，而且近距离用眼增多使得眼部睫状肌紧张，也会通过眨眼、揉眼的动作来放松放松。所以，控制电子产品的使用或许可以缓解因眼干、眼疲劳所致的眨眼症状。

（5）屈光不正

屈光不正包括近视、散光及远视，家长们通常对近视耳熟能详，殊不知散光、远视也是会引起儿童期视力问题的主要因素。虽然相对而言，屈光不正并不是眨眼、揉眼的主要原因，但也是不得不考虑的因素之一。一是因为视力不好，看不清的时候，小朋友可能会出现眨眼、揉眼的动作，试图获得较为清晰的视觉；二是因为现在屈光不正的发病率在儿童中居高不下，尤其是在引起儿童视力不佳的原因中，屈光不正是主要原因。所以，当孩子因为眨眼去医院就诊时，医生通常还要给他们检查视力，进行电脑验光，以排除各类屈光异常所致的频繁眨眼。

👁 13. 近视早期有哪些表现？

（1）看远模糊

有的小朋友会说黑板上的字老师写得小了就看不清，或者是投影的字太密了看不清，有的小朋友会说黑板上有反光时看不清，他们并不一定觉得是自己的视力不好。而年龄大一点的孩子则会清楚地告诉你，我上课看黑板不清楚，有时候还需要借用同学的眼镜才能看清，估计是近视了。

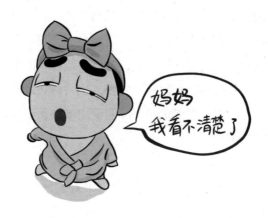

（2）看远眯眼、皱眉

当远处物像变得模糊时，通常眯眼、皱眉等动作能够遮挡部分瞳孔，使得景深增加，从而获得较为清晰的视力。所以虽然小朋友没有说过看不清远处的电视或是黑板，但是看远有习惯性眯眼的动作时，家长得当心了，很可能已经是近视了。

（3）看书或看电脑、手机等拿得比较近

按照科学原理来说，近视 100 度时裸眼的清晰可视范围是 1 米内的事物；近视 200 度时，清晰可视范围是 50 厘米；而 300 度时，清晰可视范围只有 33 厘米左右。一般读书时的阅读距离是 30 厘米左右，而看电脑的距离稍微远些，40 ～ 50 厘米。所以，如果看近距离的东西都需要凑近时，提示可能近视已近达到 200 ～ 300 度或以上的程度了。

（4）眨眼频繁

近视时眼部的睫状肌通常容易紧张，引起视疲劳的现象，这时孩子们通常会眨眨眼来试图缓解眼部的疲劳紧张，所以可能会出现眨眼次数增多的表现。通常视疲劳和干眼是相伴随的，通过眨眼的动作也能缓解眼干涩的症状，所以家长需要关注小孩眨眼次数增多这一现象。

（5）看电视或黑板时歪头斜眼

门诊常有家长问到这个问题，小朋友老喜欢"斜视"，其实歪头斜眼这个动作不是教科书上真正意义的"斜视"（斜视的解读详见问题10）。歪头斜眼这个动作一般也是孩子们视物模糊后，试图通过调整头位来使得物像相对清晰的一个动作，和眯眼的效果差不多，通过遮挡部分瞳孔，从而增加景深。当然这样的动作也不一定能确定是近视，还是需要来医院进一步鉴别到底是真斜视，还是假"斜视"，有时散光或者屈光参差也会有这样的表现。

👁 14. 真性近视和假性近视怎么鉴别呢？

医学上并没有假性近视的说法。假性近视的实质并非近视，而是正视或远视。由于过度用眼后，眼局部或全身因素使得睫状肌处于紧张或痉挛状态，晶状体变厚，屈光出现近视化改变。当彻底放松后，晶状体形状恢复，近视消失，这个过程是可逆的。

真性近视和假性近视通过简单的视力检查是很难鉴别出来的。一般学校的初筛通常会把视力下降和电脑验光上出现近视度数的小朋友筛选出来，并让他们到医院进一步检查。

有经验的医生有时通过一些客观检测，综合裸眼视力、眼轴、角膜曲率等数据，就能初步判断是不是真性近视。但是这种依据经验的初步判断难免出错，尤其是当以上这些数据存在较大波动时。

鉴别真性近视和假性近视最好的方法就是散瞳验光。散瞳验光就是点眼药水来使得睫状肌得到充分的麻痹，从而使得晶状体变成松弛状态，再进行验光。散瞳验光以后真假近视就显而易见了。假性近视的小朋友在散瞳以后近视状态就消失了，而真性近视的小朋友散瞳后仍然是近视状态。这时，就要结合实际情况看看需不需要配镜了。

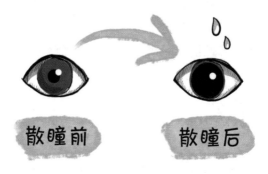

家长们也不要因为你的小朋友是假性近视而大意了，因为假性近视的人通常也会是一个近视预警。当出现假性近视时，通常会提示，小朋友的远视储备不足了，近视临界了。所以定期检查，并且时时刻刻防控近视，都是非常必要的。

👁 15. 什么是眼轴？眼轴和近视有什么关系？

眼轴是指的眼球的前后径，即眼球的纵向长度，通常是指沿着视轴方向上测量得到的角膜前表面顶点到视网膜的距离。眼轴常用的测量手段有眼部生物测量仪（比如，IOL-Master）以及 A 超检查等。

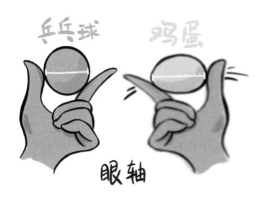

眼球的屈光力取决于眼轴、角膜屈光力及晶状体屈光力三者之间的平衡。眼轴过长，打破了三者的平衡，就形成近视。所以，眼轴长度是衡量近视的一个重要指标。

在儿童青少年的成长发育过程中，眼轴增长的高峰期一般要持续到 12～14 周岁，之后才会平稳下来。而对正常人来说，这是生长发育中的一个正视化过程，也就是三者之间的平衡关系都是在一个动态变化的过程中。在正视化过程中，随着年龄的增长，角膜屈光力是相对稳定的，而眼轴会增长，晶状体的屈光力会下降，随之也会逐渐消耗远视储备。当正视化结束时，远视储备耗尽，晶状体屈光力的下降和眼轴的增长都趋于平稳，远视储备变为 0，即所称的正视。

对于一个角膜屈光力为 42D 的小朋友而言，当他正视化完成时，眼轴大约在 24 毫米。而眼轴增长过快者，超越了晶状体屈光力的下降速度，远视储备消耗过快，就会过早地正视化，而此时年龄未到 12～14 岁，眼轴的增长并未平稳，而后眼轴进一步延长则会导致近视的形成及加深。

对于尚未发展为近视的儿童，可以通过眼轴长度和角膜曲率及眼轴的年增长量来预判近视风险。而已经形成近视的儿童，则可以通过眼轴的年增长量来判断近视的加深是否过快，是否需要采用其他干预手段。一般而言，眼轴年增长 0.2 毫米以下是正常的；反而言之，超过这个数值就要当心了。当然，眼轴的增长也和年龄相关，年龄越小，相对增长越快。

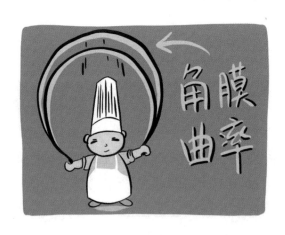

16. 什么是角膜曲率？角膜曲率和近视有什么关系？

角膜曲率是指通过角膜曲率检测仪器，检测出来的角膜屈光力或曲率半径值。角膜屈光力和角膜曲率半径描述的是同一个概念，只是表现形式不一样，前者的单位是屈光度（D），后者的单位是毫米（mm），每个角膜屈光力值都对应固定的角膜曲率半径值，两者之间可以相互换算。角膜曲率，简称 K 值，分为 2 个值，即陡峭 K 值和平坦 K 值。两者之间的差值可以判定有无散光及散光程度，可以用于某些疾病的初步诊断，如圆锥角膜等。

角膜曲率也是角膜接触镜验配时需要参考的重要指标，还可以指导角膜屈光手术及人工晶状体植入手术。角膜曲率的正常范围是在 39~45D，平均在 42D 左右。如果角膜曲率的 K 值＜39D，说明角膜比较平坦；如果＞45D，则角膜比较陡峭，一般伴有较大的散光或者有圆锥角膜的可能性。

前面的内容中已经提到过，眼球的屈光力取决于眼轴、角膜曲率及晶状体屈光力三者之间的平衡。眼轴和角膜曲率都是可以通过仪器测量得到的，而晶状体屈光力是不能直接通过仪器测量得到的。因此，在临床中晶状体屈光力这一概念用得少，仅在科研中会涉及。

前面已经阐述了眼的屈光系统中眼轴这个重要的参数。那么，现在来说说另一个重要参数——角膜曲率。学龄期儿童的角膜曲率就已经趋于稳定，那么，为什么它还扮演着一个重要角色呢？因为每个孩子的 K 值都不一样的，K 值大的角膜屈光力强，则眼轴需要更短才能与之匹配，反之，K 值小的角膜屈光力相对较小，需要更长的眼轴来匹配。

举个例子，对于 K 值为 41D 的角膜而言，正视化完成时眼轴应该为 24.5 毫米左右；而对于 K 值为 44D 的角膜而言，正视化完成时眼轴应该为 23 毫米左右，以此类推。所以衡量一个小孩的眼屈光状态时，光看眼轴一个数据是不够的，如果当你的孩子眼轴已经 24 毫米了，先不要慌张，再看看角膜曲率是多少，如果是 39D，那么他离近视还有些距离呢；如果 41D 了，那就近视临界，比较有风险了；如果是 43D 呢，那么可以基本断定真性近视无疑了。当然，这时还需要进一步的扩瞳验光检查，以判断近视的具体程度，来指导配镜及制订后续治疗方案。

👁 17. 现在得了近视，以后是不是就不会发生老花眼了？

解释这个问题前，先必须明确老花眼的概念。老花眼，多见于

40岁以上人群。由于晶状体硬化，弹性减弱，睫状肌收缩能力降低而致调节减退，近点远移，故发生近距离视物困难，这种现象称为老视，即老花眼。晶状体的硬化、弹性减弱是在老龄化过程中都会发生的。

调节幅度的计算公式为15-0.25×年龄，可见晶状体的调节力也就是晶状体的弹性跟年龄密切相关的，年龄越大，则调节力必然要变差。所以随着年龄逐渐增长，即使有的人皱纹少一点，或是体魄看起来年轻一点，也并不能说明你的晶状体弹性会好一点。对于老花眼这个现象其实处理起来也简单，看近时戴个老花镜就可以了。

近视的人的确可以庆幸一些，因为老花的症状会相对轻，这不是因为近视的人皱纹较少，而是近视以后，晶状体变凸，屈光力增大，调节近点前移，从而与老花带来的近点远移抵消，因而老花的症状减轻。但是也要根据近视的程度来看，当近视300度时，可以不用任何调节看清33厘米以内的物体；当近视200度时，变成50厘米，所以200度近视的人比300度近视的人的老花症状还是要相对明显的，依次类推。

举几个实例说明。原有100度远视的人，若老视度数为200度，应配老花镜的度数是100+200度，为300度；然而，原有500度近视的人，若老视度数为300度，应配老花镜的度数是300-500度，为-200度，即看近戴200度近视眼镜，看远戴500度近视眼镜。意思就是，年轻的时候就有远视的人，当开始老花以后，配老花镜的度数是要叠加原先远视度数的；但是年轻时候是近视的人，发生老花以后，老花镜的度数是可以被原来近视抵消的。

看到这里，对这个问题的原理是不是已经明白了呢？近视的人也会老花，但是原有近视多少度，就相当于老花镜可以少配多少度。

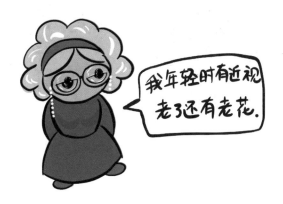

我年轻时有近视，老了还有老花。

　　若正好老花和近视的程度相等，这样看近时可以完美地避免了戴老花镜。但是，老花度数会随年龄增长而增加。所以当近视碰上老花时，常常需要准备两副眼镜，看近、看远换着戴，这样其实比没有近视的人还是要痛苦一些，毕竟没有近视的人只需要看近时一副老花镜即可。但是也不用担心，时代在进步，科技在发展，现在已经有办法可以解决这个问题，那就是渐进多焦镜，镜片看近区和看远区的度数不一样，完美贴合看近和看远的需求，同样达到了一副眼镜同时看近和看远的目的。

👁 18. 近视增长很快，会不会是圆锥角膜？

　　圆锥角膜是一种双眼进行性扩张性角膜疾病，表现为角膜局限性圆锥样突出，角膜基质层变薄，因此导致不规则散光发生及近视异常增加。这种疾病受遗传、环境、种族等多因素影响。早期通过医生裂隙灯检查难以判断，最有效的诊断方法是进行角膜地形图及Pentacam眼前节分析仪检查。硬性角膜接触镜可用于圆锥角膜早期治疗，晚期时需行角膜移植。此外，近年来采用的一种新型治疗

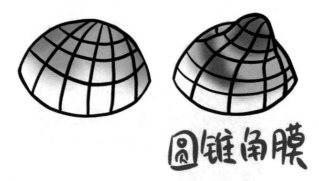

圆锥角膜

方法——角膜胶原交联术可以阻止圆锥角膜的进展。

关于近视增长因素前面已经提及，近视的发生主要与 3 个重要因素相关：①眼轴的增长；②晶状体或角膜的曲率变陡；③眼透明介质混浊，密度增加，折射率改变。

青少年近视的增长主要与第一个因素——眼轴的增长有关，而圆锥角膜引起近视异常增加与第二个因素——角膜曲率变陡有关。

正常人角膜是相对规则的球形或椭圆形光滑弧形表面，而圆锥角膜像隆起的陡峭山峰，形成一个不规则的突出表面，角膜曲率显著增加，导致近视增加。圆锥角膜发展越快，近视进展越快。

对于近视发展特别快，尤其是同时伴有散光变化的孩子，需要仔细在裂隙灯下检查，判断是否有角膜、晶状体的透明度、位置及形态的变化。同时采用角膜地形图或 Pentacam 眼前节分析仪检查分析是否有早期的圆锥角膜样形态改变。

圆锥角膜发生率每个地区有差异，总体约为数十万分之一。因此，近视增加大概率与圆锥角膜无关。

👁 19. 近视为什么会有飞蚊症？

飞蚊症是眼科一个非常常见的症状，主要表现为眼前有飘浮的小黑影，形态多样：絮状、蚊虫状、线状及小片状等。可发生在白天或者夜晚。可以发生在睁开眼时，也可以在闭上双眼时出现。

产生生理性飞蚊症的原因主要是玻璃体液化、混浊及后脱离等。玻璃体位于眼球的后半部分，处于晶状体与视网膜之间，它像一团透明的蛋清，被包裹在眼球中后部起到支撑视网膜的作用。人出生时玻璃体呈凝胶状，随着年龄增长，玻璃体逐渐脱水收缩，水与胶原分离，产生玻璃体液化。如果透明的玻璃体内胶原发生变性、浓缩，就会像生蛋清变熟蛋白一样，出现絮状或片状混浊，恰好飘在视野内的话，就会被我们感知成飞来飞去的黑影。生理性飞蚊症占95％以上，不会造成视力下降，可以自行消退，或慢慢适应，一般无需治疗。

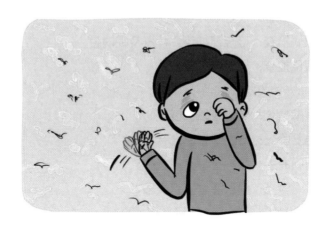

近视，尤其是中高度近视，容易出现飞蚊症。一方面，因为玻璃体容易变性，眼轴过度拉长后易引起玻璃体后脱离，造成生理性飞蚊症；另一方面，如果出现近视并发症，如视网膜出血、裂孔及脱离，会引起病理性飞蚊症。如果黑影短期内异常增多，伴有闪光，或视物被遮挡，需要警惕是病理性飞蚊症。此时，最好的办法就是尽早去医院寻求专业眼科医生的帮助。

20. 近视了要做什么检查？这些检查会疼痛吗？

一旦发现视力下降，至少需要做两部分检查：眼部常规检查及屈光相关检查。

（1）眼部常规检查

1）裸眼视力：包括近视力和远视力。近视的儿童一般近视力正常，远视力下降；病理性近视的儿童则近视力和远视力均不正常。

2）裂隙灯检查：检查角膜、前房及晶状体。

3）眼压检查：检查眼内压力。

4）眼底检查：检查视神经、黄斑及视网膜。

5）眼位检查：检查有无斜视。

（2）屈光相关检查

1）眼轴检查：了解眼轴长度。

2）电脑验光：初步筛查屈光状态。

3）角膜曲率：了解角膜曲率状况。

4）散瞳验光：确认静态屈光状态。

如果通过眼部常规检查及屈光相关检查，存在不能解释的视力下降或者有近视、散光程度深或变化过快等情况，需要进行特殊检查帮助查找原因。

（3）特殊检查

1）角膜地形图或 Pentacam：了解角膜形态，排除圆锥角膜。

2）光学相干断层成像术（optical coherence tomography，OCT）：了解视网膜最重要的部位——黄斑的结构有无异常。

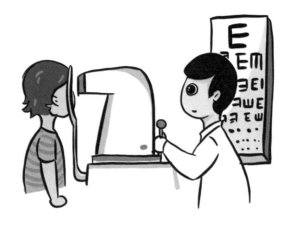

3）视觉诱发电位：了解视觉传导通路功能有无异常。

所有的检查都是无创性检查，与眼球无直接接触。只要小朋友能够正确理解医生的指令，检查时做到专注和配合，准确、清晰地表达，1 小时左右可以完成以上所有检查项目。

如果已经明确近视且佩戴了眼镜，一般需要 3～6 个月定期复查。

（4）复查项目

1）矫正视力：如果矫正视力下降，则说明近视加深了，眼镜度数不够了。

2）眼轴检查：简单明了的指标，眼轴增长的快慢直观反映了近视进展的程度。

3）电脑验光：包括角膜曲率检查。

4）散瞳验光：如果矫正视力低于 0.8 或戴原来的眼镜已经看不清楚黑板了，需要重新散瞳验光。

5）眼底检查：每年至少 1 次。

如果矫正视力在 0.8 及以上；眼轴和前次检查相比基本没有变化，或者变化很小；电脑验光与前次散瞳验光数据比较，近视无明显进展，则不需要进一步散瞳验光。所以，不是每次复查都需要散瞳的。

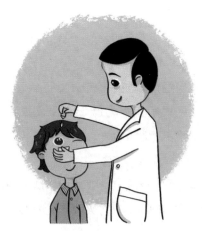

👁 21. 医生要给小乐散瞳，散瞳对眼睛有危害吗？

小乐妈妈听到"散瞳"两个字，马上产生了疑虑和担忧。她非常担心散瞳会给孩子带来痛苦，甚至对小乐的眼睛造成伤害。

正常人瞳孔位于眼中央，自然光线下呈现为一个直径约 3 毫米的黑色圆形，周围被咖啡色虹膜环绕。所谓的散瞳是用一种 M 胆碱能受体阻断剂做成眼用制剂，直接作用于眼部，达到瞳孔散大和睫状肌麻痹的效果。临床上，最常用的散瞳药是托吡卡胺和阿托品。托吡卡胺多用于近视儿童的散瞳验光，瞳孔散大和睫状肌麻痹维持时间很短，一般 4 ~ 6 小时会自行恢复。阿托品一般用于低龄儿童（6 岁以下）及伴有内斜视或中高度远视的儿童，瞳孔散大持续 2 ~ 3 周才能自行恢复。但两者对眼睛都没有伤害，也不会引起眼部疼痛。

瞳孔散大后可出现畏光，绝大多数小朋友畏光只出现在阳光较强烈的户外，表现为低头或者眯眼等情况，而在室内正常光线下一般无明显不适。小朋友散瞳后如需要室外活动，建议家长准备太阳眼镜或者鸭舌帽，避免室外强光直接照射引起不适。

睫状肌麻痹后最直接的影响就是看近处模糊，越近越看不清楚，但看远相对影响不大。因此，散瞳后应尽量减少或者避免近距离用眼，如看书写字、看电子产品等。为避免影响学龄期孩子的学习，医生一般不会用阿托品散瞳，如必须使用阿托品，多会安排在寒、暑假时。

随着药效作用消失，这些症状均会自行消失，不会持续存在。

22. 为什么电脑验光后还要散瞳验光，应该相信哪一个？

正常人的眼睛像个变焦镜头，在一定范围内，无论看远看近均可随意调节，保持视物清晰，这种出色的调节能力来自眼内睫状肌高效的工作。睫状肌通过松弛或收缩运动，使自己处于放松或者紧张状态，并通过悬韧带与凸透镜形状的晶状体相连，牵拉晶状体，发生厚度的变化，可以变薄或者变厚，最终造成屈光力改变。

看远时，睫状肌松弛，晶状体变薄，远处的物体正好聚焦于视网膜黄斑区，形成清晰图像，屈光状态表现为轻度远视或者正视；看近时，睫状肌紧张，晶状体变厚，近处的物体正好聚焦于视网膜黄斑区，形成清晰图像，屈光状态表现为近视。

睫状肌调节力随年龄增长逐渐下降。中老年人因为调节力下降，视近物不清楚，表现为老花眼。而青少年调节力较强，睫状肌更容易处于紧张状态，如果此时直接验光，就好似在看近时验光，屈光状态会更表现为近视。因此，通过药物彻底让睫状肌麻痹，把睫状肌对屈光的影响降到最低，最终验光的数据就是真实的屈光状态。

说到这里，大家可能会问，明明是"睫状肌麻痹验光"，为什么要说成"散瞳验光"啊？前面介绍过 M 胆碱能受体阻断剂同时有睫状肌麻痹和散大瞳孔的作用，而且瞳孔散大更直观，肉眼就可以看见。因此"散瞳验光"的说法一直沿用至今。

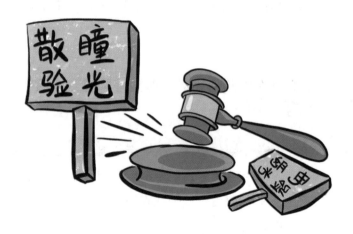

电脑验光是一种快速测定屈光度的客观检查方法，它采用光电技术及自动控制技术进行屈光检查，其准确性受很多因素影响。比如，患者的头晃来晃去、眼不能持续注视仪器内部的视标、情绪紧张、长时间近距离用眼后立即测量、仪器测量误差等，都会影响屈光度结果的准确性，重复测量差异较大。因此，电脑验光不能作为最终诊断结果，代替散瞳验光，但可以给人工验光提供参考数据，提高人工验光的效率。

23. 快速散瞳和慢速散瞳有什么区别?

目前医院最常使用的散瞳药物分为两种，即通常所说的快速散瞳剂和慢速散瞳剂。主要的区别体现在：①作用时间；②恢复时间；③睫状肌麻痹的程度；④瞳孔散大的程度。

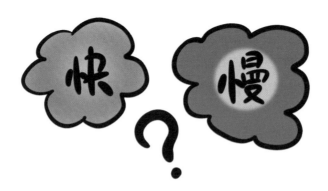

快速散瞳剂的代表药物是托吡卡胺（或复方托吡卡胺）滴眼液，它属于 M 胆碱能受体阻断剂，睫状肌麻痹作用中等，但瞳孔散大作用较强，瞳孔直径可以散大至 8 毫米。托吡卡胺使用 30 分钟后散瞳及调节麻痹作用达到高峰，6 ~ 8 小时后调节功能及瞳孔大小可完全恢复。常用方法为每 5 分钟点药一次，连续 3 ~ 5 次后休息 20 分钟后进行验光检查，不会影响第二天的学习。因此，托吡卡胺适合用于 14 岁以内学龄期近视孩子的散瞳验光。同时由于该药散瞳效果好，眼底检查前也多用此药。

慢速散瞳剂的代表药物是硫酸阿托品滴眼液或眼用凝胶。该药也属于 M 胆碱能受体阻断剂，对 M 受体有相当高的选择性。当该药阻断 M 胆碱受体后，眼部组织中瞳孔括约肌及睫状肌中的 M 胆碱受体无法正常与体内乙酰胆碱结合，瞳孔括约肌及睫状肌松弛，造成瞳孔散大和调节麻痹。阿托品是目前已知作用最强的睫状肌麻痹药物。虽然其对瞳孔散大作用较快速散瞳剂弱，但作用持续时间更持久，瞳孔直径一般散大至 6 毫米左右。3 岁以内的儿童，一般每天 1 次，连续用药 7 天后验光；3 岁以上儿童，可以每天 3 次，连续用药 3 天后验光，需要 3 周左右调节功能及瞳孔大小才能缓慢恢复至用药前水平。除怕强光、视近模糊以外，日常生活及学校活动不受影响。

对于内斜视、学龄前期初次验光、远视性弱视的儿童第一次散瞳验光强烈推荐使用阿托品。但由于阿托品有扩张血管、抑制唾液腺分泌等全身作用，短期吸收过多可能出现面部潮红、口干及发热等全身症状。

为尽可能避免这些情况发生，使用阿托品时需要记住小诀窍：阿托品滴眼后，家长用示指压迫孩子内眼角的小米粒样凸起区域，即泪囊区 5 分钟，以免阿托品过多进入泪道及鼻黏膜。如果发生高热，可以暂时停用阿托品；如果出现口干、面部潮红，可以多给孩子喝水，数小时后症状会自行消退。

👁 24. 近视可逆吗？

家长一般会把近视分为两种类型。一种是假性近视，一种是真性近视，且总希望自己的孩子是假性近视。而医生所说的近视，就是指真性近视。

假性近视的实质并非近视，而是正视或远视，由于过度用眼后，眼局部或全身因素使得睫状肌处于紧张或痉挛状态，晶状体变厚，屈光出现近视化改变。当彻底放松后，晶状体形状恢复，近视

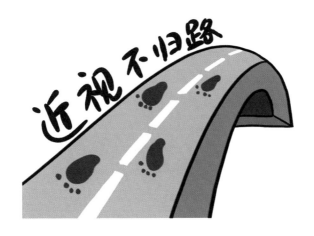

消失，这个过程是可逆的。

但在出现视力下降的儿童中，真正的假性近视非常少，多数是真性近视。因此，在专业书籍中，医生口中的近视即为真性近视。

儿童青少年近视形成最主要的相关因素是眼球过度发育、眼轴拉长。由于儿童青少年处于生理发育期，眼球随着年龄增长、生长发育而增大。如果眼球过快地增长，眼轴延长，就会导致近视的发生与发展。拉长的眼球不可能缩小，就像参天大树不会变成小树苗，帅气的小伙子不会变回可爱的婴儿一样，近视不会逆转。

目前，对儿童青少年近视的共识是预防和控制。每天保持 2 小时以上的户外活动是最重要的预防措施。一旦出现近视，尽可能控制眼轴增长，延缓近视的进展，是眼科及视光医生最主要的工作内容和目标。

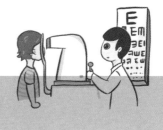

第二篇

近视的形成和发展

听到杨医生的回答，小乐一家对近视的了解有了一个模糊的轮廓，但小乐的妈妈还是很费解，她想知道近视是怎么出现，又是什么原因使得其快速发展的？自己和小乐的爸爸都没有近视，网上也都说近视是遗传的，小乐为什么会有近视呢？小乐的近视还会发展吗？等小乐长大了，是不是近视就没有了？

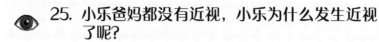

25. 小乐爸妈都没有近视，小乐为什么发生近视了呢？

近视的发病原因与遗传和环境因素均有关。

全世界范围内，黄种人是最易于发生近视的，是近视患病率最高的族群。人类双生子研究发现：基因完全一样的同卵双生子出现近视一致率明显高于基因不完全相同的异卵双生子。也有研究人员发现，处于相同学习强度下，父母均有近视的儿童，近视患病率为 $30\% \sim 40\%$；父母中一人为近视的儿童，近视患病率为 $20\% \sim 25\%$；父母均无近视的儿童，近视患病率为 10%。这些都证明了近视与遗传基因有关。

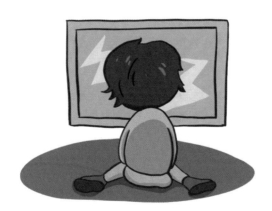

另外，也有很多研究表明，近视与长时间持续近距离用眼有关。因此，环境因素在近视的形成中也相当重要。缺乏自然光线下的户外活动、长时间待在教室和家庭封闭的小环境、喜欢近距离阅读画画和写字、频繁使用 iPad 或手机，都是容易造成近视的后天环境因素。

有一类特殊类型的近视——病理性近视，遗传因素对它的发生起着主要作用。在正常人群中存在有病理性近视基因的携带者，他们自己不表现出近视。如果父母都是病理性近视基因的携带者，他们可以把致病基因遗传给下一代，孩子有 1/4 概率可能成为病理性近视患者，有 1/2 的概率可能也成为病理性近视基因的携带者。因此，即使爸妈没有近视，并不说明他们没有携带病理性近视基因，他们的下一代有出现病理性近视患者、病理性近视基因的携带者或正常人的各种可能性。

26. 为什么小乐有个同学天天打游戏，视力还那么好？

首先，不能以极少数的个例甚至反面教材来反驳绝大多数的客观事实。

近视的产生原因至今依然不是十分明确，公认的看法是由多种因素导致的。近年来，许多证据都表明环境和遗传因素共同参与了近视的发生。

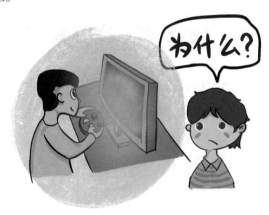

我们再来重点谈下与近视发生密切相关的这两个因素，就能回答这个问题了。

（1）遗传因素

亚洲人比欧洲人更易患近视，中国人最多，其次是犹太人、日本人和阿拉伯人，而且女性的近视发生率是男性的 2 倍，黑种人中近视则较为少见。而父母都是近视的孩子，患近视的概率更高，并且高度近视遗传倾向更明显。在相同的环境下，父母有高度近视遗传基因的孩子，哪怕把看近的时间缩到最短，他们的近视概率仍然比那些父母不近视的孩子要高很多。小乐可能携带有容易近视的基因，对近视易感，没有太多的过度用眼就近视了。

小乐的同学则可能没有携带这种基因，对近视不易感。甚至小乐的同学可能有轻中度的远视，具有更多的远视储备，的确不易发展成近视。

（2）环境因素

环境对视力的影响是比较明显的。用眼过度、阅读距离太近、错误的读写习惯都将导致近视发生。原因是长时间的近距离用眼使眼球的睫状肌处于痉挛状态，从而不能放松到原来的位置。处于一个大量学习和阅读的环境中，近视的发生率就会相对提高。北京城区的重点学校学生中，近视率超过 90%；而在内蒙古的凉城县一所重点中学的学生中，近视率不到 10%。城乡的这种强烈反差表明除了学习因素以外，长时间使用电脑或视频教育也是一个重要因素。并且乡村的学校里很少有高楼，学生们有很多机会能够通过远眺来调节眼睛，而城市的学生们几乎很少有机会通过远眺来改善眼睛的疲劳状况。

小乐平常虽然不打游戏，不看电视，但是他课外时间几乎都用在看书、写字，或弹琴、画画等室内近距离的活动，周末马不停蹄地参加各种培训班，眼睛长期处于视近的疲劳状态，非常容易导致视力下降甚至发生近视。而小乐的同学，虽然天天打游戏，但用在看书上的时间就少了，而且可能户外活动也多。踢球、打篮球、轮滑等户外活动，对视力具有很好的保护作用。

因此，近视是复杂的多因素共同作用所致，近视的形成是环境和基因共同作用的结果。具有代表性的研究都表明，近视和近距离的工作、学习、阅读之间存在正相关关系。也就是对于近视的形成来说，环境因素是相当重要的。但是处于相同环境中的不同个体并不都发生近视，这就是基因作用的结果。不同个体对近视的易感性不同，但是不易发展成近视不代表不会近视，小乐的同学如果长期过度地近距离用眼，以后可能还是会发展为近视，只不过时间稍微晚一点。

27. 小乐舅舅和舅妈都是近视，他们的孩子肯定会近视吗？

前面已经提到父母都近视的情况下，孩子得近视的概率确实比较高，但并不代表孩子一定会发生近视。所以哪怕小乐的舅舅和舅妈都是近视，但他们生的孩子不一定会近视，但也不能掉以轻心。

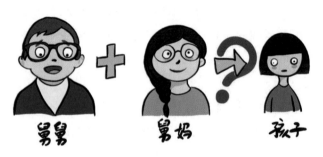

舅舅　　　舅妈　　　孩子

前文已经提及，近视同时受遗传基因和环境因素的影响。还有一类因遗传及胚胎发育异常引起的近视——先天性近视，也叫遗传性近视。起于学龄前，大多数出生时就已经存在，也有 2~3 岁后出现，可以一发现时就是高度近视，也可以按照低度-中度-高度发展，但整个过程不可逆。先天性近视的发病机制有多种学说，主要起因于遗传，亦可起因于胚胎发育异常，均属病理性近视。这类近视的遗传因素大于环境因素。一旦发现先天性近视后应该及时佩戴眼镜，避免弱视的发生。

如果父母存在高度近视，一定尽早到医院做筛查，现在的筛查仪器在孩子 6 个月以上就可以做了。通过手持式屈光筛查仪，对孩子的屈光发育状态做初步的评估，从而可以尽早采取干预措施。

虽然近视的遗传因素起一定作用，但环境和用眼习惯影响更大。所以我们既要重视遗传在近视中的作用，更要注意早期筛查，注重养成良好的用眼习惯。

👁 28. 长身高的时候，近视也会发展得快吗？

一个人从出生后直到成年，一直处于生长发育的阶段，身高长高，体重变重，眼球也是在发育变大变长。所以有些善于思考的家长就会问，近视到了 18 岁就稳定不长了，身高也是如此，那是不是说近视和身高是一起增长的？长身高的时候，近视也长得快，身高不长了，近视也不长了？

首先让我们来看看部分学者的研究。

2016 年，陈镇国等研究发现身高越高、体重越重的儿童，近视度数越高，可能与儿童快速发育时期存在相应的内分泌改变，造

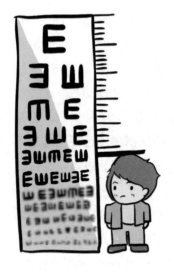

成眼球各成分发育不均衡，导致近视化过程加快有关。2004 年，印度的一项研究在对 5 150 名成年女性调查中也发现，初潮年龄早于 14 岁的女性近视患病率较高。也就是说，青春期来得早的，近视也来得早，也更容易发生近视。除此之外，也有包括动物实验在内的其他研究证实了近视的发展与生长发育和体内激素分泌有关。因此，我们认为近视发展确实与身高发育有关，身高发育早的儿童近视发生也会提前，其中最主要的机制是与体内激素分泌有关。

那我们是不是可以通过观察身高变化来预测近视的发生、发展呢？

2012 年，新加坡的一项研究调查了 1 779 名学龄儿童，发现提前发育的儿童在其身高增长的过程中，近视的发病年龄和眼轴增长也相应提前，身高增长峰值与近视的发展峰值相关，即近视的发育与身高长高相关，考虑其可能的原因是生长激素促进身高长高，且生长激素与眼轴增长、近视发展有关。但这项研究也指出，近视发展高峰和身高增长高峰并不一致，近视发展高峰比身高增长高峰早出现约 1 年。

综上所述，我们认为近视的发生、发展与身高的长高有相关性。但是，近视的发展和身高的长高并不完全同步，近视的发生、发展在身高变化之前，所以通过身高的变化来预测近视的发展情况并不一定完全准确。

👁 29. 近视什么时候会停止发展?

　　家长在谈到孩子近视的时候,除了忧心"近视度数会不会增长得很快",也很关心近视停止发展的时间,那近视到底什么时候才不再加深呢?

　　我们已经知道,近视分为轴性近视和屈光性近视。由于人眼屈光成分(角膜和晶状体)的屈光力在 3 岁以后就趋于稳定,不再有大的变化,所以生理性近视的发展,主要是因为眼轴不断增长造成的。3 岁前眼轴增长速度快,3 岁后自然增长速度变慢,年龄越大增长速度越慢,到 14 岁时可达到成人水平,到青春期眼轴不再增长。所以,通常认为年龄 18 岁以后近视的度数就变得稳定,一般不再继续发展。

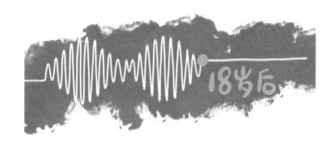

　　然而,也有家长质疑说不少人过了 20 周岁以后近视度数仍会增加。临床上,也确实有这种情况,该如何解释呢? 有学者就针对这个情况展开研究。2000 年有一项挪威的研究,对 20 岁左右的大学生进行了为期 3 年的前瞻性随访研究。结果发现有较多近距离用眼工作需求的成年人,3 年间近视度数平均增加(0.51±0.49)D,也就是说 3 年近视增加了 50 度左右。近视度数增加与阅读的时间明确相关，而与使用视频显示终端（video display terminal，VDT）或看电视（远距用眼）的时间没有关系。所以密集、高强度的近距离工作（阅读）也可导致成年人近视的发生或发展。类似的研究在近距离用眼较多的医生等职业中得到证实。

除了生理性近视，近视还包括了病理性近视。病理性近视的发展并不遵循上述的规律。因为病理性近视通常是由于先天遗传因素导致的，所以不论到了什么年龄段，近视都有可能持续进展，近视度数会更高，可能会超过 1 000 度、2 000 度，在临床上甚至见到过3 000 度的近视。另外，圆锥角膜患者会因为角膜曲率不断增加造成近视和散光的加深。所以，当一个人成年以后近视、散光度数仍在不断增加，需要及时到医院进一步诊治。

综上所述，近视一般在 18 岁以后不再发展，但并不绝对。所以不论是在什么年龄段，都要注意合理的用眼习惯。平时尽量减少近距离用眼，使用电脑、手机、电视这类电子产品的时间也要控制，尽量增加户外活动时间，这样可以有效地减缓近视度数的增加。

👁 30. 近视一直发展有什么危害？

也许有些家长会认为，近视度数高，无非戴的眼镜片较厚，不方便，长大以后戴隐形眼镜或做近视激光手术就行了，不能因为担心近视发展而影响了孩子的学习。

其实不然，高度近视也就意味着眼球的长度要比正常人眼球长很多，而且是不可逆的，眼球过长可能带来很多危害，相较正常人发生白内障、青光眼、玻璃体混浊、视网膜裂孔、视网膜变性、视

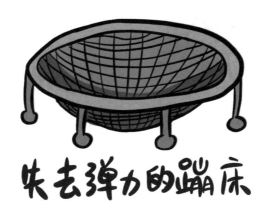

失去弹力的蹦床

网膜脱离甚至失明等眼部疾病的概率将大大增加。哪怕成人后做了近视激光手术，虽然没有近视了，不需要戴眼镜了，但近视已造成的眼部，特别是视网膜的改变是永远存在的。

因此，如果目前还没有发生近视，或者近视度数还比较浅，需要采取有效的手段进行预防和控制。如果已经是高度近视，那就更需要眼科密切随访，定期做相关的眼部检查，尽可能降低高度近视所带来的潜在风险和产生的危害。

👁 31. 什么是高度近视？

高度近视是指近视度数在-6.00D（600度）以上的屈光不正状态。

高度近视分为两类：一类是单纯性高度近视，其近视度数高，但成年以后可趋于稳定，并且不伴有导致不可逆视觉损害的眼底病变；另一类是病理性近视，表现为近视终身进展，可出现不可逆的视觉损害和眼底病变，并伴有眼轴不断过度增长（>26.5毫米）。

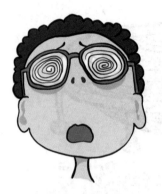

高度近视
-6.00D以上

（1）单纯性高度近视

1）视力下降：大部分患者远视力下降的程度和视近清晰的距离均与屈光度数有关，但矫正视力尚正常。

2）飞蚊症：玻璃体变性、液化形成的漂浮物投影在视网膜上引起黑影飘动的感觉，似有蚊虫在眼前飞动，可随年龄增长而增多。

3）视疲劳：多见于伴有散光、屈光参差的近视，可表现为过度用眼后出现重影、闪光感、畏光、眼干、眼痒、眼异物感及眼部酸胀等。

4）眼前段改变：眼球突出，角膜厚度较薄，前房深度较深，瞳孔较大，晶状体较厚。

5）眼后段改变：玻璃体液化混浊，视盘较大，可见视盘倾斜，弧形斑，颞侧居多。黄斑区多可保持正常。视网膜及脉络膜血管变细变直，脉络膜可表现为进行性变薄，豹纹状眼底。

（2）病理性近视

在单纯性高度近视症状的基础上，表现为更严重的视功能损害。

1）视力下降：视力在出现眼底及晶状体并发症时也有不同程

度的损害。区别于单纯性高度近视，病理性近视的屈光不正度数会随着病程进展不断加深，矫正视力进行性下降。

2）视物遮挡：病理性近视会出现相应的视野改变，引起视物遮挡感。尤其当并发视网膜脱离时，可出现大片遮幕感。

3）视物变形：当病理性近视并发黄斑变性、黄斑出血或黄斑裂孔时，可出现视物变形。

4）视物重影，眼球转动受限：高度近视可发生固定性内斜视，常表现为极度的内下斜视，眼球转动受限。

5）色觉异常：病理性近视可出现继发性色觉异常。常见有蓝色觉及黄色觉异常，当病变累及黄斑部时，可出现红色觉异常。

6）光觉异常：病理性近视的光敏感性可能降低。暗适应功能也可出现异常，有不同程度的夜盲表现。

7）对比敏感度下降：对比敏感度的下降可先于中心视力的下降等。

8）巩膜及后巩膜葡萄肿：巩膜的进行性变薄以及后极部的扩张是病理性近视的重要改变。后巩膜葡萄肿是病理性近视的特征性体征，表现为后极部的异常后凸，后凸处的视网膜脉络膜萎缩、变性。后巩膜葡萄肿累及黄斑部位引起黄斑萎缩、出血及变性等是病理性近视致盲的主要原因。

9）玻璃体变性：病理性近视常较早地发生玻璃体变性，可见油滴状或线条状液化物和不均匀混浊飘荡。当发生玻璃体后脱离时，眼底可见一透明的环形物，称为 Weiss 环。

10）眼底病变：除了单纯性高度近视可见的视盘倾斜、弧形斑外，病理性近视眼底可见后巩膜葡萄肿、黄斑区漆裂纹、黄斑脉络膜萎缩灶、Fuchs 斑、脉络膜新生血管（choroidal neovascularization，CNV）。病理性近视常并发近视性牵拉性黄斑病变，可表现为黄斑裂孔、黄斑劈裂、黄斑部视网膜脱离。此外，病理性近视还常并发视网膜裂孔、视网膜劈裂、孔源性视网膜脱离等。

👁 32. 什么是病理性近视?

病理性近视目前并没有明确的定义。有些学者认为，它是指度数高于−6.00D（600 度）和（或）眼轴 > 26.5 毫米，以巩膜、脉络膜和视网膜色素上皮层发生退行性改变并伴有视力下降为特征的近视，其病理改变有后巩膜葡萄肿、高度近视性黄斑病变、近视性脉络膜新生血管、视网膜脉络膜萎缩、漆裂纹和周边视网膜变性等。亚洲人群的调查显示，病理性近视的发病率为 0.9% ~ 3.1%。病理性近视及其相关并发症常导致视力下降或盲，是影响我国青壮年人群视功能的主要因素。为什么病理性近视会如此可怕呢? 这就不得不说到它的这些并发症，其中较严重和具有代表性的是以下3 个。

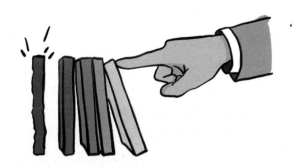

（1）后巩膜葡萄肿

它是一种以眼后段局部向外膨出为特点的病变，是病理性近视具有代表性的眼球畸形特征。大家可以理解为，眼球本身在多数情况下是相对规则的椭圆球体，但是病理性近视的人群，眼球的后段更加突出，就像这个椭圆球体的后段又突出了一个或多个小球体。这个小球体部分对应的视网膜则因为结构变化，更加容易产生病变，最终引起视力下降。

目前，虽然有部分人认为可以通过类似巩膜加固术来治疗后巩膜葡萄肿，但其效果均未得到大量证据支持。所以，对于多数家长来说，应当关注孩子的眼轴变化，在眼科医生的建议下，尽量控制孩子的眼轴增长速度，避免眼球这个椭圆球体生长得太过突出。

（2）近视性视网膜病变

包括视网膜格子样改变、片状脉络膜和视网膜萎缩、弥漫性脉络膜和视网膜萎缩、黄斑萎缩等，以及3个附加病变，即后极部漆样裂纹、脉络膜新生血管和富克斯斑。这些病变的具体形成机制目前也没有定论，但是发展到后期都有影响视力的可能，且治疗对视力的提高往往不够理想。因此，家长应当早期尽量控制孩子近视度数及眼轴的增长。

（3）脉络膜新生血管

是高度近视或者病理性近视的严重并发症之一，常见于中老年人，一旦发生，会极大地影响视力。大家知道，眼睛想要看清楚东西，需要通过视网膜将外界的光线转化为电信号，再传入大脑。但是当视网膜和脉络膜有新生血管后，通常会伴随出血，如不治疗，最后往往形成瘢痕，影响视网膜传递正常的光信号，视力也会极大程度地下降。目前，对于脉络膜新生血管，可以采取眼内注射抗血管内皮生长因子或者激光的方式来治疗，但是治疗并不能完全逆转病情，让视力全部恢复，只能相对提高，而且有一定的时间窗，太晚发现再进行治疗就没有太大意义了。所以，对于近视度数较高的人群，最好定期地检查眼底视网膜的情况，早发现问题，早处理。

33. 高度近视和病理性近视需要注意些什么?

前文已经提到，高度近视和病理性近视都有极大可能影响视力，那么家长需要在平时注意什么呢?

首先，作为家长，一定要重视孩子的近视问题。有些家长认为，孩子近视度数无关紧要，等到成年以后通过屈光手术就可以让孩子摘除眼镜，和近视说再见。这种观点是不提倡的。殊不知，近视的可怕并不在于戴眼镜，而在于其潜在的引起诸多视力障碍疾病的风险。而屈光手术，仅仅是相当于把外在的眼镜通过激光或人工晶状体等形式内嵌在了眼角膜或者眼内，对于近视已经造成的病理性的眼球形态改变则毫无影响，包括前文提及的后巩膜葡萄肿、视网膜脉络膜萎缩以及脉络膜新生血管等。在孩子未来的漫长人生道路中，这些近视带来的风险依然一直存在，且随时都可能威胁到视力。所以，不能够单纯地认为，做了屈光手术，不戴眼镜就不近视了。

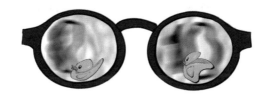

其次，前文我们也已经了解到，这些高度近视和病理性近视的种种并发症，以目前的医疗水平来看，治疗效果都不算理想，很多即使早期发现并治疗，视力也无法完全恢复。因此，更加有效的预防近视程度加深显得尤其重要。

高度近视和病理性近视并发症的高发年龄通常在中老年。当孩子的年龄逐渐增长，出现并发症的概率也相应提高。日常生活中，要注意避免剧烈活动、震动，以及外力撞击眼球，防止发生视网膜裂孔、视网膜脱离等眼底疾病。对于如跳水、举重、过山车等运动和娱乐活动也尽量避免，因为剧烈的加速和减速过程会引起眼内玻璃体结构对于视网膜的牵拉，容易造成高度近视或病理性近视的人群的视网膜裂孔及脱离。

建议高度近视或者病理性近视的人群可以每 3～6 个月到医院做一次全面的眼科检查，并长期随访。如果生活中眼部突然出现眼前黑影、闪光感、视物变形及视力下降，即使佩戴合适度数的眼镜依然看不清楚，则一定要及时到医院就诊。

34. 如果发展成高度近视，会影响考大学时的专业选择吗?

我国青少年高度近视患者为 6.69%～38.4%。高度近视患者中白内障、青光眼、眼底病变的发生率都高于正常人或低度近视人群，度数越高，出现这些并发症的风险越高，视力危害越大。

高考时很多专业的录取对视力是有要求的，那高度近视会不会影响读大学时的专业填报呢? 要搞清楚这个问题，我们首先要弄懂几个概念。裸眼视力是指不戴眼镜，直接进行检查的视力。矫正视力指的是戴上合适度数的眼镜之后看到的视力。近视患者裸眼视力下降，如果戴上眼镜后的矫正视力能达到对数视力表 5.0（相当于国际标准视力表 1.0），即矫正视力正常。如果近视度数很高或出现高度近视的眼底病变，矫正视力就可能会低于 5.0。

裸眼视力、矫正视力及近视的度数都可能会影响专业填报，根据现行的《普通高等学校招生体检工作指导意见》，将有视力要求

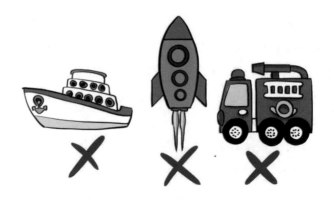

的专业整理如下。

（1）军事、公安院校

1）警校：裸眼视力不低于 4.8（相当于 0.6）。

2）军事院校：有一眼裸眼视力低于 4.9（相当于 0.8），就不能报考指挥、潜水、坦克、测绘及雷达专业。

3）公安普通高等学校：左右眼单眼裸视力，理科类专业应在 4.9（相当于 0.8）以上，文科类专业应在 4.8（相当于 0.6）以上。无色盲、色弱。

（2）普通院校

1）任何一眼的裸眼视力低于 5.0（相当于 1.0），不能录取的专业包括：飞行技术、航海技术、消防工程、刑事科学技术及侦查。专科专业比如海洋船舶驾驶及与以上专业相同或相近的专业（如民航空中交通管制）。

2）任何一眼裸眼视力低于 4.8（相当于 0.6）不能录取的专业包括：轮机工程、运动训练及民族传统体育。专科专业如烹饪与营养、烹饪工艺等。

3）任何一眼矫正到 4.8（相当于 0.6），镜片度数＞400 度的，不宜就读：海洋技术、海洋科学、测控技术与仪器、核工程与核技术、生物医学工程、服装设计与工程、飞行制造工程等专业或与以上相同或相近的专科专业。

4）任何一眼矫正到 4.8（相当于 0.6），镜片度数＞800 度的，不宜就读：地矿类、水利类、土建类、动物生产类、水产类、材料类、能源动力类、化工与制药类、武器类、农业工程类、林业工程类、植物生产类、森林资源类、环境生态类、医学类、心理学类、环境与安全类、环境科学类、电子信息科学类、材料科学类、地质学类、大气科学类及地理科学、测绘工程、交通工程、交通运输、油气储运工程、船舶与海洋工程、生物工程、草业科学及动物医学各专业或与以上相同或相近的专科专业。

5）一眼失明，另一眼矫正到 4.8（相当于 0.6），镜片度数＞400 度的，不宜就读：工学、农学、医学、法学各专业及应用物理学、应用化学、生物技术、地质学、生态学、环境科学、海洋科学、生物科学及应用心理学等专业。

综上所述，很多专业对视力（包括裸眼和矫正视力）和镜片度数都有要求。因此，小朋友们一定要保护好自己的眼睛，以免 12 年寒窗苦读最终因近视而影响高考志愿的填报。

35. 小朋友在不同年龄段近视发展速度一样吗？

要回答这个问题，我们可以从以下 4 个方面来剖析，答案自然就有了。

（1）眼球发育和近视的关系

小朋友们在生长发育长高的时候，眼球也一直在悄悄地生长变大，眼球的前后径即眼轴也在变长。刚出生的小朋友绝大多数都是远视，眼球比较小。随着眼球的生长，眼轴逐渐延长，远视度数逐渐减少，直至成年后远视度数降为 0 或仅有轻微远视，这是一个生理性正视化的发育过程。如果各种原因导致眼轴增长过快，就会导致远视过早消耗，随之就可能会出现近视。

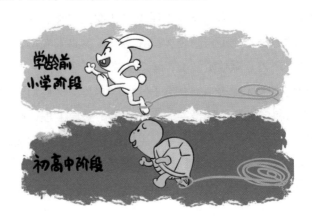

（2）近视和年龄的关系

眼轴的增长和身高的增长类似，年龄越小，增长越快。总体来说，人眼的眼轴发育经历两个不同的生长阶段：3 岁前和 3 ~ 14 岁。这两个阶段眼轴发育速度不同，3 岁前眼轴增长速度快；3 岁后自然增长速度变慢，年龄越大，增长速度越慢，到 14 岁时可达到成人水平，到青春期眼轴一般不再增长。

如果过早出现近视，比如，7 岁前出现近视，后续眼轴本身仍在持续以较快的速度增长，就会表现为近视快速地增长。如果在 14 岁出现近视，由于眼轴的增长速度下降，近视的增长速度也会较慢。所以不同年龄的小朋友其近视发展速度是不一样的，年龄越小，近视增长越快。

澳大利亚的学者汇总了 2 194 例青少年近视发生、发展的情况后发现，近视发展速度随着年龄的增长而下降，7 岁儿童近视每年增长约 1.12D，而到 12 岁时每年增长幅度降低至 0.50D。而且新加坡的研究者也发现近视发生的年龄越小，后期近视的度数越高，每早一年发生近视，后期近视度数会多增长 0.86D，高度近视发病率就会增加 2.9 倍。

（3）近视和用眼习惯的关系

除了年龄以外，还有一些其他因素如不良的用眼习惯也可能会导致近视度数增长过快。很多研究表明，户外活动时间少可能会导致近视的发生，而每天保证 2 小时的户外活动可以预防近视的发生。持续近距离用眼时，特别是在昏暗的环境下用眼（比如，躲在被窝里看手机），容易导致眼轴增长而加快近视的发展。

（4）如何保护眼睛，预防控制近视

小朋友们一定要爱护好自己的眼睛，不能长时间看电子产品，看书写字时也注意姿势端正，控制每次的用眼时间，而且要保证周边的光线充足明亮。另外，小朋友们每天学习之余尽量保证一定时间的自然光线下的户外活动，不仅有利于控制近视，新鲜的空气和灿烂的阳光也有助于我们的身心健康。

家长们则需早点重视自己孩子的视力状况，对于未发生近视的孩子建议定期行视力和屈光检查，采取预防近视的多种方式来推迟或避免近视的发生。而对于已经发生近视的孩子，则更应该在医生的指导下采取有效的近视控制手段来尽量减慢近视的发展速度。

36. 为什么近视会越来越严重，而远视会越来越好？

（1）近视、远视及眼球发育

近视是由于眼睛过度发育、眼轴过长、聚焦能力过强，导致光线聚焦在视网膜前面，近视的眼球是偏长的眼球。而远视是由于眼睛发育滞后、眼轴过短、聚焦能力弱，导致光线聚焦在视网膜后面，远视是偏短的眼球。

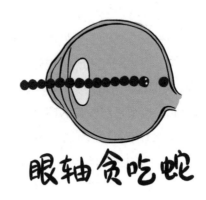

眼轴贪吃蛇

儿童眼球的发育从结构而言，是一个眼轴逐渐增长的过程，而不会反过来逐渐缩短，正如小朋友们的身高也是逐渐长高而不会逐渐变矮一样。我们刚出生时都为远视，眼轴的增长会使眼球逐渐趋向于近视，从而抵消之前的远视，最终成为一个没有度数的正视。

（2）近视为什么越来越严重

有些孩子眼球过度发育，在未成年时发生了近视，而眼轴仍会逐渐增长至成年，近视度数也会随之加深，直至成年后趋于稳定。因此，近视度数一般会越来越高，近视也会越来越严重。

近视一旦出现就无法逆转，因此家长们千万不要听信一些非正规机构的谣言，盲目地进行视力训练或眼球按摩等手段试图治愈近视或降低近视度数，殊不知很多错误的训练方式反而会加重近视。

针对还未出现近视的孩子，正确的做法是定期带孩子去正规医院检查眼睛，建立儿童屈光档案，动态监测儿童屈光数据，早期发现孩子近视的苗头，尽早预防近视。而对于已经近视的小朋友也不用太担心，近视虽然无法治愈，但是随着医学的发展，已经有很多方法可以控制其发展。建议近视的小朋友每 3 ~ 6 个月定期去医院检查一次，佩戴合适的眼镜。如果近视增长速度过快，可以在医生的指导下采取其他医学干预措施，比如佩戴 OK 镜或者使用低浓度阿托品滴眼液。

（3）远视会自己好吗

远视的眼球一般眼轴偏短，而眼轴是随着儿童年龄增长而逐渐增长的，所以远视度数会慢慢减少，远视会越来越好，但是一般情况下也不会短时间内改变很大。

虽然随年龄增长远视度数会越来越小，但是并不等同于远视就无须检查和治疗。人类出生时一般都为远视状态，有一定的生理性远视度数并随着生长发育逐渐减少。因此，如果小朋友检查时发现有低度远视，不伴有斜视等其他眼部疾病，并且视力良好，无视疲劳等表现，只需要定期检查眼部屈光发育，而无须进行戴镜等治疗。一般生理性远视值在 3 岁以内为＋2.00 ~ ＋3.00D，4 ~ 6 岁为＋1.50 ~ ＋1.75D，7 ~ 9 岁为＋1.00D，到 14 岁时约为 0D。

如果小朋友远视度数过高，明显超过生理性远视值，或者出现视疲劳、裸眼视力低下、弱视甚至斜视等情况，都是需要进行医学干预的。这类孩子大多需要扩瞳验光检查以获得准确的远视度数，再根据医生的建议佩戴合适的眼镜，而对于存在弱视的孩子可能还需要额外的遮盖、训练等治疗。

值得注意的是，弱视的治疗是有时间窗的，年龄越小，治疗效果越好。弱视治疗的最佳年龄为学龄前期（3 ~ 6 岁），如果到学龄期（6 ~ 12 岁）才治疗，效果就差了。12 岁后才发现的弱视，治疗难度很大、效果最差，但也不要完全放弃治疗。因此，早期筛查、早发现、早治疗是弱视治疗的关键，家长们千万不要讳疾忌医，耽误了孩子的最佳治疗时间。

37. 近视的小朋友需要盖住一只眼睛吗？

我们在学校里会经常看见一些小朋友眼镜片上罩着一块布把一只眼睛遮盖起来，他们为什么要遮住一只眼睛呢？是得了近视吗？近视的小朋友需不需要遮盖一只眼睛呢？别急，本文将为你一解谜团。

（1）遮盖疗法

遮盖治疗一般用来治疗弱视，特别是远视性弱视，在临床上应用已有近200年的历史，是最经济、最简单、最有效的治疗方法。很多小朋友因为种种原因，一眼矫正视力较好，而另一眼矫正视力较差，医生在给小朋友配眼镜之后常常会嘱咐家长回家要把好的眼睛每天遮盖一段时间。

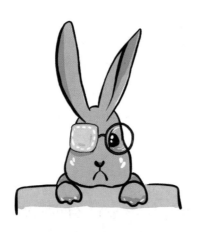

科学研究发现，人类双眼之间存在竞争抑制的关系，如果双眼视力相差较大，视力较差的眼睛会被抑制而影响其功能发育。当小朋友的好眼被遮盖后，视力较差的眼睛就被迫用来视物，从而其功能得到锻炼提高。当双眼视力水平相当时则可以停止遮盖。

部分小朋友存在斜视、复视等情况，医生也可能会短时间让小朋友遮盖一只眼睛以减轻视觉不适。还有些年龄较小的孩子因为存在眼部疾病（如先天性上睑下垂等）或者双眼屈光发育差异大，存在弱视高危风险，适当的遮盖健眼可以预防弱视的发生。

（2）近视需要遮盖治疗吗

近视一般是不需要遮盖治疗的，遮盖治疗并不能改善近视或提高近视小朋友的裸眼视力。只有当出现近视性弱视的情况下，才可能需要遮盖治疗。

远视的小朋友因为看远和看近都看不清，视觉成像长期模糊容易导致弱视。近视的小朋友虽然看远不清楚，但是看近处的物体是可以获得清晰物像的，一般不容易形成弱视。但是高度近视的小朋友，尤其是 $-10.00D$（1 000 度）以上的孩子，最远只能看清10 厘米处的物体，大多数情况视物都处于很模糊的状态，特别是单眼高度近视的小朋友，可能会导致弱视，此时则需要进行遮盖治疗。

近视性弱视的小朋友进行遮盖治疗时一定要注意不能遮盖太长时间，另外遮盖后不宜进行过度的精细视觉训练。因为遮盖好眼后，另外一只眼用眼增多可能会导致近视的度数增长，双眼之间的差异反而会进一步加大，如果再加以刺激训练无疑是雪上加霜。近视性弱视大多为高度近视，其眼底可能会存在不同程度的萎缩甚至变性，如果近视继续增加，眼底病变的风险也将进一步增加，因此遮盖治疗一定要权衡利弊。

临床上，近视性弱视的小朋友合理地进行屈光矫正后，辅以适当的遮盖即可。建议这类小朋友到正规医院检查并遵循医生的建议进行治疗。高度近视的小朋友更需要定期检查眼底，早期发现眼底病变，进行规范治疗可以避免严重的并发症发生。

👁 38. 有哪些方法可以帮助尽早地发现近视？

很多小朋友在感觉自己视力有下降、眼睛看不清楚时，都会非常害怕或沮丧，更担心父母会责怪自己，不敢告诉家长。日复一日，直到黑板都完全看不清楚，才不得已开口，而此时近视度数可能已经很高了。所以，当孩子没有主动告知视力下降时，如何发现早期近视的苗头呢？下面就罗列了一些相应的措施，可以有效的帮助家长们尽早地发现孩子近视。

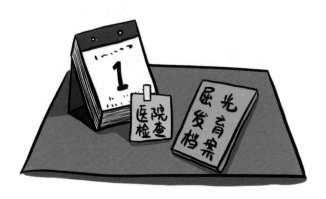

（1）观察表现

很多孩子在出现近视的时候，会有一些异常表现，比如他会经常看错人或写错字，看书或写字时不由自主把头埋得更低。因为出现近视后远处的物体变得模糊，孩子看不清，只能凑近去看。有的孩子会眯起眼睛看东西，经常歪着头或斜眼视物，或者皱眉或拉扯眼角视物，因为这样可以减少光线散射从而帮助他们看清物体。还有少数孩子会经常眨眼、揉眼以试图看清物体。

当孩子出现这些异常表现时很有可能是出现了近视，家长应提高警惕，建议尽快带孩子去医院检查视力，以免耽误孩子病情。

（2）定期去医院体检，建立屈光发育档案

学龄前期眼轴快速增长、学龄期则是近视高发年龄段，建议从学龄前开始就要定期去专业医院全面检查一下眼睛，包括视力、眼轴、角膜曲率、眼压、眼底等相关眼部数据，建立完整的屈光发育档案，这样能够持续动态监测孩子视力发育情况，更精准地判断是否已经发生近视或存在近视倾向，可以更好地进行近视防控。家长应保存好每次的就诊记录或把视力、眼轴的数据做成曲线图，便于连续观察对照。

（3）居家自测

很多孩子功课比较多，而家长工作也比较忙，可能不能定期到医院进行规范的眼科检查，这时其实家长可以自己先买张正规厂家生产的视力表，在家里先给孩子简单检测一下视力，注意检查时光线要充足，并且根据视力表所提示的检查距离进行规范的检查。在查单眼视力时，要留意孩子是否有偷看。

如果你的孩子低于同龄儿童正常值（3岁为0.6，4岁为0.8，5岁及以上为1.0），或者双眼视力差别比较明显，或者对比之前的检查结果发现视力下降，建议尽早带孩子去医院进行专科检查，有可能是出现了近视。

（4）学校及社区体检

很多学校或社区可能会定期组织孩子进行视力检查，这是一个非常好的发现孩子视力异常的机会。如果体检时有发现视力低下，或者屈光异常比如近视高危、散光等，建议尽快带孩子到正规医院进一步检查视力发育情况。去医院检查时可携带体检结果，便于医生参考，可以更有针对性地进行专科检查。

👁 39. 怎么在家测视力？

青少年近视的发病率越来越高，学校中很多孩子都戴上了小眼镜，家长们也十分担心自家孩子的视力是否出现了问题。疫情期间很多孩子没有办法出门，又或者因为各种特殊原因无法去医院检查视力，有没有简单可行的在家检测视力的方法呢？

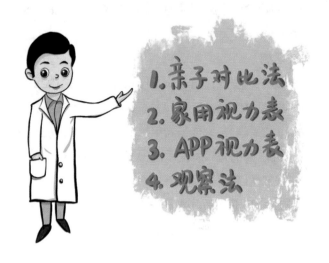

1. 亲子对比法
2. 家用视力表
3. APP视力表
4. 观察法

下面列举了几种简易的方法，可以帮助家长在家给孩子检查视力。

（1）亲子对比法

这是最简单易行的筛查方法，有一定的趣味性，尤其适合低年级学生。即小朋友和视力正常的家长比赛看同一距离的文字。比如，一则成语、一个单词，或者一道计算题，看谁能回答正确。再将距离增大进行回答，直到一方看不清为止，这样就能比较出小朋友是否有视力下降。

这种形式符合小朋友争强好胜的心理，又可增加亲子互动。如果确实有异常，孩子也会有直观的感受，从而提醒小朋友及时保护眼睛。需注意的是，比赛时应交替遮盖一只眼睛进行，因为近视也有可能出现在单眼。

（2）家用视力表

家长可通过纸质的"E"字视力表，在家中简单测试孩子视力。将视力表固定在墙上，检查时要注意视力表上规定的检测距离，一般会标注 2.5 米或 5 米，家长量好距离后可在地上做标记，同时保证光线充足或照明良好。中小学生正常视力标准为 1.0（或对数视力表 5.0）。

建议每次检查后记录下孩子双眼的检查结果，便于动态比较有没有视力下降。

（3）APP 视力表

家长可通过手机 APP 搜索"视力表"，现在有很多款 APP 支持远视力检测，家长选择一款安装后，就可以用手机来测孩子视力。和纸质视力表一样，需要根据说明测量准确的距离再进行检测。很多 APP 会自动记录本次视力检查结果，下次检查时就可以做对比，很便捷。

（4）观察法

很多孩子在视力下降时会有异常表现。比如，眯眼看东西、凑近看电视、爱揉眼，常常主诉眼睛酸、眼睛干、看书累，这些症状都提示可能存在视力异常或视疲劳的可能。

如果家长通过上述检查方法发现孩子视力有异常，建议尽快到医院找医生进一步检查。另外，孩子的视力及屈光发育不单单指视力值，电脑验光、眼轴及角膜曲率等客观检查指标可以帮助我们更全面具体而精准地了解孩子的屈光状态以及判断后续可能会出现的问题。

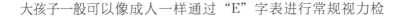

40. 小小朋友和大孩子测视力方法一样吗？

大孩子一般可以像成人一样通过"E"字表进行常规视力检

查，而小小朋友常常因为各种原因不能像大孩子那样配合医生检查视力。有的不会说话或者表达自己看到的东西；有的根本不听指令，视力检查时东看西看就是不看视力表；有的更年幼一点的宝宝甚至看到医生就哇哇大哭……遇到这样的宝宝肯定不能像和大孩子一样测视力，又该怎么完成视力检查呢？在临床中，针对不同年龄、不同配合度的孩子，医生会采取相应的方式进行视力发育的检查，一般分为定性和定量检查。

（1）定性视觉评估

定性评估比较粗略，但相对容易操作，家长在家也可以自己观察或自测。可以按以下不同年龄儿童的视力指标观察，判断是否能达到相应的标准。如果无法自行判断建议到专业医院进行检测。

1）1 月龄内：能注视光源，光照瞳孔时有收缩反应。

2）2 个月龄左右：取红色玩具或卡片置于眼前 15～20 厘米，观察其双眼追随物体的幅度和反应。

3）3 月龄以上：对其做鬼脸等动作，观察其是否出现应答性微笑。

2～3 月龄以内儿童还可以做遮盖实验及瞬目反射实验来简单判断孩子的视觉情况。

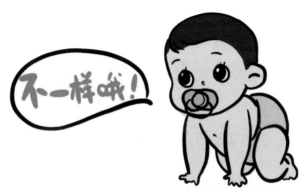

遮盖试验：遮盖一侧眼睛后孩子出现明显的烦躁不安，未遮盖眼不能追随物体运动，说明未遮盖眼视力低下。遮盖一侧眼睛后孩子没有明显的抵触情绪，未遮盖一侧的眼睛能够追随物体运动，说明未遮盖眼视力正常。

瞬目反射：用手快速移动到婴儿眼前，注意孩子是否会反射性闭眼，如无则说明测试眼可能视力低下。

4）3～6月龄：主动用手抓握物品，能追随眼前 30～60 厘米远的运动物体（如小球）。

5）6月龄～2岁：可行辨认黑白小球试验。在黑色背景下，用不同直径的白色小球给儿童辨认。比较注视不同视标时双眼的反应。通过改变视标的大小分别对两侧眼睛的视力进行大致对比，如果相差太大，提示只能看到大视标的眼睛可能有异常。

6）6月龄以上较配合的儿童可去医院进行早期的屈光筛查，通过婴幼儿屈光筛查仪检查双眼的屈光度，大致判断双眼的屈光发育情况，从而可以初步推测孩子的视力发育情况是否正常。

（2）定量视力检查

定量评估比较精确，但需要专业的检查工具和手段，一般需要在医疗机构进行。

1）视动性眼球震（optokinetic mystagmus，OKN）检查：当人眼注视连续、重复从眼前通过的物象（如坐火车中的乘客注视窗外连续通过的树木）就可以产生一种不随意、有节律的眼球摆动，称为视动性眼震。医生在宝宝眼前转动黑白条纹相间的测试鼓，观察婴幼儿对不同宽窄条纹的反应，记录引起眼震颤的最细的条纹，通过换算可以得出视力值。可用于测定 4～6 个月的婴儿视力。

2）优先注视法：将两个亮度色泽和大小均一致的图案放在婴儿面前。其中一个是有一系列宽度的黑白条纹图案，另外一个是均匀灰色的图案，婴儿具有喜欢注视复杂图案的自发注视行为。观测者从一个窥孔观察婴儿的注视情况，测定婴儿注视方向和注视两物体的时间百分比。逐渐减少条纹宽度，直到婴儿不再出现注视倾向。婴儿能识别最细的条纹的空间频率值就可以换算成其视力值。这种方法一般适用于 1 岁以下的婴幼儿视力检查。

3）视觉诱发电位检查：视觉诱发电位检查是一种电生理的方法，是用光或图形刺激人眼后，记录其产生的电活动，从而反映眼睛的视觉功能，需要专业的医生或技术人员使用专门的仪器检测。

4）图形视力表：对于 2 ~ 3 岁有一定表达能力的婴幼儿，可以使用儿童熟悉和喜爱的各种图形（花、鸟、鱼、飞机及汽车等）来代替"E"字表进行视力检查。不同大小的图案对应不同的视力，以此可以测定孩子的视力。

41. 什么是黄斑？近视的小朋友看电视多了会引起黄斑病变吗？

家长经常会听到眼科医生说黄斑非常重要，到医院进行眼底检查时，医生也会着重检查黄斑，那黄斑到底是什么呢？它和视力、近视又有什么关系呢？

（1）什么是黄斑

黄斑是人眼的一个正常结构，每个人眼中都长了一个黄斑。所以黄斑不是一种病，并不是我们想象的眼睛出了问题长了黄色斑点。

人类的眼球就好比一台照相机，它可以将外界的物体成像后传递信息给大脑，使我们能看见这个世界。视网膜就是这台照相机的底片，是成像的关键部位，而黄斑就位于视网膜的后极中心位置，因为富含叶黄素，外观看起来颜色黄黄的所以叫作黄斑。

黄斑是视网膜上最重要的部位，是视力最敏锐的地方，黄斑区以外的视网膜视力是极其低下的。小朋友们去医院检查视力就是检查黄斑区的视觉能力，所以如果黄斑发生了病变就会严重损伤视力。

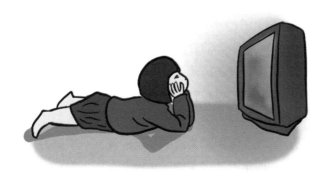

（2）如何保护黄斑

黄斑对于眼睛和视力如此重要，那么如何保护我们的黄斑呢？蔬菜和水果中有大量的抗氧化物质和维生素、叶黄素及微量元素等，不仅可以提供营养帮助小朋友们长身体，不生病，还可以帮助我们保护黄斑。新鲜的肉类和鱼类也富含大量的营养元素，比如，不饱和脂肪酸都可以帮助保护黄斑功能不受损伤。所以，小朋友们千万不能挑食，要营养均衡，少吃过于油腻的食品，这样才能使黄斑健康，视力棒棒！

另外，过多紫外线照射也会损伤黄斑。所以，小朋友们也要注意防晒。阳光太强的时候不要过多地到室外活动，如果去室外的话，可以戴墨镜或者遮阳帽保护眼睛。

（3）看电视会导致黄斑病变吗

很多小朋友特别喜欢看电视，尤其是看动画片，父母就会跟他们说"电视看多了会把眼睛看坏"，事实真的如此吗？我们重要的黄斑会不会因为看电视看坏掉呢？

在这里要告诉小朋友们的是，电视看太多了是有可能损坏黄斑功能的，因为手机、电视等电子产品可能会产生一些少量的短波长的蓝光，而蓝光会损伤黄斑的细胞而影响它的功能。不过，小朋友们也不用太担心，正规厂家生产的电子产品一般蓝光的辐射量都很少，并且远远低于致病水平，如果不是过度使用一般不会损伤黄斑，但是长时间、近距离的过度接触非正规厂家生产的电子产品会存在一定的黄斑功能损伤风险。

另外，如果小朋友电视看太多的话，会导致眼睛干涩、疲劳不舒服，而且眼睛也容易近视。因此，要合理正确地看电视，包括使用电子产品。首先，要控制每次的使用时间，一次最好不超过半小时，年龄越小，使用时间应越短；其次，小朋友距离电视的距离也最好在 3 米以上，建议使用较大的屏幕，并放置在较远的距离；再次，室内光线要明亮柔和，不宜在过暗或过亮的光线下看电视，否则可能加重眼睛的疲劳引起不适。

黄斑发生病变，可能会出现视力下降、视物扭曲变形或颜色发暗等情况，如果小朋友们出现上述情况，应及时告知家长，并尽快到医院检查眼睛，早发现、早治疗才能更好地保护黄斑。

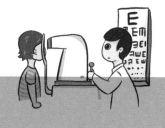

第三篇

近视的预防

　　小乐了解了近视的危害，很忐忑。他知道了光读书好还不够，还要身体健康，以后才能大有作为，他还更想知道怎么才能保护好自己的眼睛。小乐还有个非常漂亮可爱的妹妹，妹妹才4岁，他也想帮他刚上幼儿园的妹妹问几个问题。

42. 小乐妹妹 4 岁了，她需要来医院检查眼睛吗？需要多久查一次？

学龄前期（3～6 岁）是儿童视觉发育的敏感期和可塑期，也是弱视矫正的关键时期，年龄越小，发现越早，治疗效果越好。6 岁以前治疗效果最佳；8 岁以后视力发育进入平台期，再发现弱视问题矫正已效果不佳，一旦错过了儿童视觉发育的可塑期则可能会造成终身的视觉缺陷。因此，家长在这一时期发现孩子视物距离过近或眯眼、频繁揉眼、眨眼、眼位偏斜或儿童自己表述视物模糊，应及时带孩子到医院做检查。

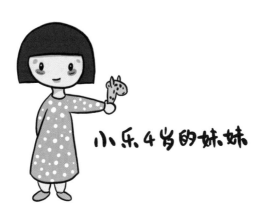

小乐 4 岁的妹妹

弱视不仅表现为裸眼视力差，戴镜矫正视力仍不能达到正常水平。屈光参差引起的弱视因无特殊的异常表现而常常容易被忽视，需要通过定期的筛查才能被发现。近年来，卫健委等部门对儿童视力非常重视。因此，许多幼儿园及中小学也会联合医疗机构每半年为孩子进行一次视力及屈光检查。儿童正常视力参考值为 3 岁 0.6、4 岁 0.8、5 岁 1.0，如视力没有达到相应年龄的标准或两眼视力相差 2 行及以上，可能存在远视、散光、屈光参差、斜视或发育滞后等，需到医院进行详细的检查，确定有无斜弱视或其他眼部器质性病变，及时进行干预。那么，小朋友多大开始需要定期进行眼科检查呢？

1）正常足月出生的宝宝，在 6～9 月龄时应到医院进行第一次屈光筛查。如果宝宝屈光状态正常，可以每隔 6～12 个月定期检查。

2）对于早产儿和低出生体重儿，应警惕因为视网膜尚未发育完全，而产生早产儿视网膜病变。所以，应该在出生后按要求及时进行眼底病变筛查并定期追踪。在出生后 6～9 月龄时进行屈光筛查。

3）3～6 岁的小朋友要跟着爸爸妈妈学会辨认视力表，每 6～12 个月定期检查视力和屈光度。

4）学龄期儿童由于近距离用眼时间长，罹患近视的风险增加，应每 4～6 个月进行一次视力和屈光的检查。

因此，建议小乐 4 岁的妹妹到专业的医疗机构进行一次全面的眼科检查，排除斜弱视以及其他眼部器质性问题，并了解自己的屈光状态，为将来近视防控提供基础的屈光数据。如检查结果正常，学龄前建议每 6～12 个月复查一次即可，上学后建议每 4～6 个月复查一次。

43. 要给他们建立屈光档案吗？包括哪些内容？

儿童视觉发育是一个动态的过程，不同年龄段具有不同的屈光状态特点：新生儿眼球前后径较短，婴儿期眼球以最快速率增大，幼儿期次之，3岁以后眼球增长趋于平稳，5~6岁时接近成人眼球大小。

低度远视是儿童正常的屈光状态，且远视度数随年龄增长会降低，复性远视散光的发生率也随年龄降低，即眼轴长度与年龄成正比，远视屈光度数与年龄成反比。总的来说，人眼正常的屈光状态在婴幼儿期应以远视为主，可以被看成是一种储备，到学龄期远视度数逐渐减少，逐步过渡到正视的过程，我们称之为正视化。发育期发生了近视漂移，就成为了近视。

所以，我们有必要了解眼球的生长状态和屈光变化，并建立个人眼健康屈光档案。建立儿童青少年屈光发育档案的目的是有计划地了解、记录儿童青少年的屈光发育过程和接受屈光服务的情况，是预防近视的基础步骤，对于视力保健、防盲、治盲、斜弱视矫治也具有重大意义。

从长远看来，儿童屈光发育档案不仅是一个简单的横断面流行病学调查，还可以为视光的临床和基础研究累积基础资料，为建立我国儿童视力和屈光状态筛查标准奠定一定的基础，并帮助我们预测近视发展趋势，对其进行早期干预。目前，部分学校已开展屈光档案的建立，但是档案留存于学校仅做存档而没有专业人士的分析似乎意义不大。因此，屈光档案建议在固定的专业医疗机构建立，便于医生前后进行对比分析，及时发现近视倾向，掌握近视加深速度，对于近视防控有至关重要的意义

建立屈光档案需要包括哪些内容呢？应主要包括以下几部分。

1）病史主诉：初筛异常检查、视力下降，有无佩戴框架眼镜、OK镜、高透氧硬性角膜接触镜（RGP），有无低浓度阿托品滴眼液使用史等。

2）视力检查：裸眼视力、戴镜视力。

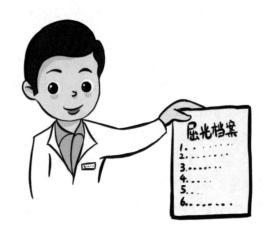

3）眼科一般检查：外眼、眼前节、眼底和眼压。

4）屈光相关检查：眼位、眼轴、曲率、前房深度及屈光状态（包括动态屈光和静态屈光）。

5）医生的诊断：近视、远视、散光、屈光参差、斜视及弱视等。

6）治疗：①配镜　[框架眼镜、高透氧硬性角膜接触镜（RGP）、OK 镜、多焦软镜等]；②遮盖（眼别、时间）；③药物治疗：低浓度阿托品滴眼液、山莨菪碱滴眼液等；④随访时间。

👁 44. 平时生活中需要怎样做才能预防近视？

重视预防，从小养成良好的用眼卫生习惯非常重要。良好的用眼卫生习惯包含正确的看书姿势，正确的握笔方法，在良好的照明环境下读书、游戏，在用眼时要注意做到以下几点。

1）阅读时书本与眼的距离最好保持在 30 ~ 35 厘米。

2）持续近距离用眼30分钟左右采用远眺、户外活动等方式休息5～10分钟。

3）尽量减少电子产品的使用。国家卫健委发布的儿童青少年近视防控健康教育核心信息指出，6岁以下儿童尽量避免使用手机和电脑。

4）保证每天间断性户外活动2小时。户外活动能增加眼内多巴胺释放，从而抑制眼轴变长，降低近视患病率及控制近视加重速度。此外，户外环境中大部分物体离眼睛很远，保护性离焦比例大。譬如，在室外看书，除了这本书离眼睛很近，其他所有物体都离眼睛很远，保护性离焦远大于有害性离焦。因此，近视不易发生、发展。

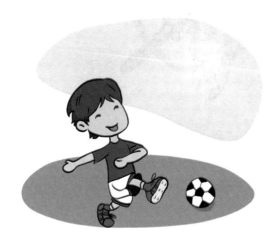

这里的户外"活动"而非"运动"，即只要待在户外即可，不一定需要运动，哪怕是在户外阅读、上课（避免光线直射眼睛）都可以达到预防近视的目的。但是，户外活动对未发生近视的儿童更有效，对已经近视的儿童则作用有限。

45. 小朋友可以玩手机吗？

随着经济的发展以及生活水平的提高，智能手机走进千家万户，上到 80 岁的老爷爷，下到 3 岁的小娃娃，都能拥有智能手机。虽然手机普及率越来越高，但智能手机对于小朋友的危害却很明显。

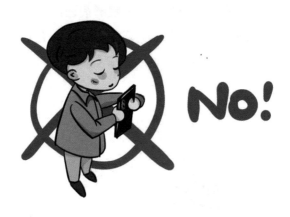

（1）智能手机的危害

1）伤害视力：智能手机伤害孩子视力。研究表明：①连续玩 20 分钟手机，孩子眼睛呈现 43.8 度近视状态，泪膜破裂时间平均为 5.3 秒（泪膜破裂时间其正常值为 15 ~ 45 秒，少于 10 秒为病态），平均每分钟眨眼 7.67 次；②孩子连续玩 20 分钟 iPad，孩子眼睛呈现 41.7 度近视状态，泪膜破裂时间平均为 5 秒，平均每分钟眨眼 4.67 次；③孩子连续看 20 分钟液晶电视，孩子眼睛呈现 18.8 度近视状态，泪膜破裂时间平均为 6.7 秒，平均每分钟眨眼 9 次；④孩子连续看 20 分钟投影，眼睛呈现 10.4 度近视状态，泪膜破裂时间平均为 6.3 秒，平均每分钟眨眼 12.67 次。

2）影响心理：美国一位心理学家通过长达 10 年的调查研究发现：小朋友玩手机导致睡眠障碍，对运动锻炼表现出消极态度，影响孩子的生长发育，也容易让孩子患上抑郁症，损伤脑神经。

（2）父母如何应对小朋友对手机和 iPad 等电子产品的依赖

1）规定时间，犯规有惩罚。美国的精英阶层，如公司高管、大律师、企业家等都会限制子女使用数码产品的时间。比如，禁止他们在非周末晚间使用数码产品，并且周末可以使用数码产品的时间也很有限。爸妈可以给孩子规定玩的时间，比如每次玩不能超过半小时，如果这次按时归还，下次就还可以玩，如果这次不按时归还，下次没得玩，按照规矩来做，慢慢地孩子也会习惯于遵守规矩。

2）转移注意力。当孩子要玩电子产品或是不能停下来时，爸妈可以转移孩子的注意力。比如，用玩具吸引孩子，或跟孩子来一场家庭游戏、给孩子讲有趣的故事、跟孩子画画，或者带孩子外出散步、逛公园等，都是不错的注意力转移法。孩子之所以沉迷玩电子产品，很大的原因是没人陪同玩耍，或者缺少父母陪伴，甚至是父母主动给孩子提供"电子保姆"所致。

3）父母以身作则。孩子出生前，他们并不知道手机、iPad 是什么，因为父母总在一旁玩，所以好奇的孩子也想看看吸引父母的东西是什么物体，要玩的意愿往往会更加强烈。想要孩子少玩电子产品，父母的榜样作用尤为重要。因此，下班回家后，爸妈请将手机和 iPad 等放一边，好好地陪伴孩子游戏和玩耍，这是戒掉孩子电子产品成瘾的最理想途径。

👁 46. 小朋友上网课，怎么选择屏幕？如何科学用眼？

网络教学已经成为中小学生学习的补充工具。近年来，由于新型冠状病毒肺炎疫情的影响，教育部为了不耽误学生学习，于是开展网上教学。因此，学生在家里使用电视、电脑等电子产品的时间明显增多，加之户外活动减少，近视发生、发展明显加快。此种情况下，我们应该如何应对如何选择屏幕？如何科学用眼呢？

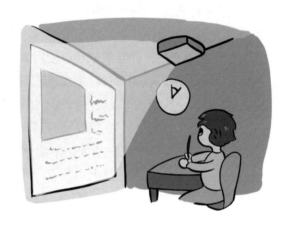

　　首先，需要选择合适的电子产品，尽量选择屏幕尺寸较大的电子产品，建议选择的优先顺序是投影仪、电视机、LED 显示器等屏幕。同等条件下选择高分辨率、无频闪的显示屏。

　　其次，正确的观看姿势亦非常重要，一般建议观看距离为屏幕对角线长度的 3～5 倍。电脑屏幕的使用距离约 60 厘米（一臂开外）；电视和投影仪的使用距离一般在 3 米以外。屏幕中心点高度略低于学生坐姿时眼睛的高度（即屏幕的中心位置应该在眼睛视线下方 10 厘米左右）。

　　控制观看电子产品的使用时间对近视防控非常重要。因此，建议上网络课程时看屏幕 20 分钟后，要抬头眺望至少 2 分钟，有条件的话户外活动 10 分钟效果更佳。另外，提醒各位同学，除了每天的网络课程外，尽量不要再增加额外的电子产品使用时间，作业打印成纸质版完成，尽量不要在电子产品上进行。

学习时房间照明充足，屏幕亮度不易过亮或过暗，避免强光直接照射屏幕，减少屏幕反光带来的不适。

有家长喜欢在孩子使用电子产品时让孩子佩戴防蓝光眼镜来保护视力。但是至少目前无科学数据证明防蓝光眼镜在近视防控方面起明显效果，对蓝光造成的视疲劳有无缓解作用，也尚不确定。因为并不是所有的蓝光都是有害的，只有短波蓝光 400~450 纳米以内的蓝光持续照射一定时间和强度后才会对视网膜产生损害。而 480~500 纳米的蓝光有调整生物节律的作用，是有益的。因此，可以在网课时短时间佩戴防蓝光眼镜，但控制网课时间更为重要。

👁 47. 平常读书写作业，怎么用眼才能保护好眼睛?

（1）确保正确的握笔和读写姿势

握笔手指距离笔尖 1 寸，胸口距离桌缘一拳，书本距离眼睛 1 尺（一寸一拳一尺）。其次保持正确的坐姿，头摆正，肩放平，身体直，稍前倾，两腿并排放平。

（2）控制连续读写时间

不宜过长，小学生最好不要超过 20 分钟，中学生最好不要超过 40 分钟，读写 20~40 分钟后要休息 10 分钟左右，休息的方式可以是远眺，可以做些结合肢体放松的室内外活动或做做眼保健操。

（3）学习环境照明亮度要求

房间照明充足，光照强度应＞300 勒克斯（lx），不要在光线昏暗的环境中看书，不要躺在床上或趴在桌上看书，不在走路、吃饭时看书。

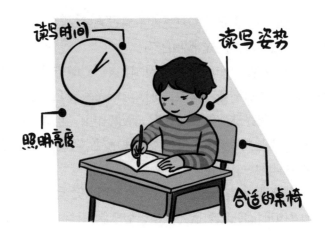

（4）选择合适孩子高度的桌椅

现在学生正是长身体的时候，很多学校和家长因为配置的桌椅高度与学生身高不符而悄悄地影响着中小学生的视力。学生桌椅高度若不合适，不仅影响坐姿，严重的还会造成近视、脊椎弯曲。

首先，孩子坐在椅子上，小腿自然下垂，脚掌着地，当大腿和地面平行时的椅高就是最适合的椅子高度。

其次，两肘部放在桌上，上臂垂直桌面，背部挺拔，肩部保持平直，此时眼睛到桌面的距离为 30 ~ 35 厘米。在桌面下，膝盖有自由活动的空间，此时的桌高是最合适的桌子高度。

也可以按照身高和桌椅匹配表进行调整。

1）身高 120 厘米以下的儿童：桌高 60 厘米以下，椅高 32 厘米以下。

2）身高 120 ~ 129 厘米的儿童：桌高 60 厘米，椅高 32 厘米。

3）身高 130 ~ 139 厘米的儿童：桌高 64 厘米，椅高 34.5 厘米。

4）身高 140 ~ 149 厘米的儿童：桌高 68.5 厘米，椅高 37

厘米。

5）身高 150 ~ 159 厘米的儿童：桌高 73 厘米，椅高 40 厘米。

6）身高 160 ~ 169 厘米的儿童：桌高 77 厘米，椅高 42.5 厘米。

7）身高 170 ~ 179 厘米的儿童：桌高 80 ~ 83 厘米，椅高 45 厘米。

（5）选择字体大的书籍阅读

字体太小容易引起视疲劳，时间长易造成短暂的视物模糊。

● 48. 正确的写字姿势是怎样的?

现阶段，大部分儿童写字的姿势存在问题，不仅会影响字迹的美观程度，而且还会产生巨大的危害，进而造成儿童养成不良的写字习惯，对儿童的生长发育也会产生影响。儿童长期使用错误的姿势写字，会造成脊柱的弯曲和近视。儿童正是身体发育的关键时期，在儿童时期，保持正确的写字姿势，儿童的书写会越来越规范，也会促进儿童的健康生长发育。因此，在孩子最初开始学习写字的时候就要养成正确的坐姿。如果发现孩子写字的姿势存在错误，家长和老师不要过于着急，应该与孩子沟通交流，让他们意识到错误的写字姿势会带来哪些危害，然后逐渐地教会儿童写字的正确姿势，正确坐姿的形成是一项系统性的工程。

何为正确的写字姿势呢?

写字的正确姿势为"头正、肩平、身直、足安"。

头正应该做到书写的时候头端正、微低，不能左右倾斜，头微微前倾，下巴要稍微向内收，眼睛距离书本 1 尺左右。

肩平就是保证两肩齐平，两臂自然展开，右手执笔，左手按本，以自然舒适为宜。

身子直就是胸挺起，背撑直，胸口距离桌子一拳左右。

足安就是双脚自然平放在地上，两脚自然放开，和肩同宽，小腿和地面垂直，脚尖和脚跟应该同时着地。

通俗一点讲就是"一寸一拳一尺"即握笔手指距离笔尖 1 寸，胸口距离桌缘 1 拳，书本距离眼睛 1 尺。

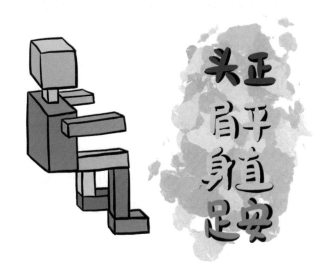

写字的正确姿势做到了，还要做好执笔方法。首先，捏笔处离笔尖 1 寸左右。大拇指、示指自然弯曲，近似椭圆形，中指在示指的下面，用第一个关节托住笔杆，无名指和小指自然弯曲，并且依次靠在中指的下方。

分别从 3 个方向捏笔，大拇指在笔杆左上侧，示指在笔杆右上侧，中指在笔杆的下方。示指稍微向前，大拇指稍微向后，两指夹紧笔杆。

执笔的时候要做到"指实掌虚"，就是手指握笔要实，掌心要空，手掌和手臂要成一条直线。

49. 怎么科学安排户外活动预防近视效果最好？

增加户外活动可降低近视的发生率和控制近视增长速度的理论已得到广泛认同，其原理主要有三方面。

第一是户外亮度足够高，瞳孔小带来的景深较好，也就是视网膜的成像一定距离内都比较清晰。

第二是光生物角度，自然光中的某些波段的光使得视网膜产生较多的活性多巴胺。多巴胺为一种神经传导递质，可调节眼睛巩膜和视网膜之间的信息传递，促进眼球的正常发育，抑制眼轴变长，从而达到预防或延缓近视发生、发展的效果。

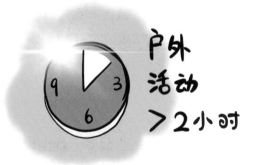

第三是户外活动的增加，降低了近距离用眼的时间，减少了近视的诱因。

所以，我们应该科学地安排户外运动，以增加其防控近视的有效性，主要做到以下几方面。

（1）户外活动时间要充足

6 岁以前的孩子，每天应保证有半天时间在户外。而学龄期的孩子，尤其是低年级孩子，每天至少应保证 2 小时的户外活动时间，哪怕只是简单的走路、运动等，利用自然环境调节睫状肌，从而预防近视的发生。户外活动建议间歇进行，以累计时间计算，可增加户外活动的次数和方式。条件允许的话，尽量陪孩子步行上下学，周末可以带孩子去空旷的公园或广场开展一些体育运动。

（2）户外活动强调户外和阳光

户外活动必须在自然光线或阳光下进行。因此，户外活动须在白天进行，夜间进行户外活动或室内体育运动不能达到预防近视的效果。家长可为孩子选择户外环境下的兴趣班，周末及节假日抽出更多的时间与孩子共同参加户外活动，走进大自然，亲近阳光。

同学们可以开展各种体育锻炼及散步、野餐、晒太阳等休闲娱乐活动，关键是让身体沐浴阳光。

（3）积极参加体育锻炼，选择一项户外运动爱好

家长应多注意培养孩子的运动爱好，既能锻炼身体，又有益于视力健康。

50. 小乐说平时作业很多，晚上户外活动能控制近视吗？

前面已经提到，在近视控制中，户外活动是非常重要的一个环节。有研究表明，户外活动是预防近视发生、发展的独立保护因素。户外活动强调户外和阳光，活动条件必须是在自然光线或阳光

下进行。因此，户外活动须在白天进行。平常一提到户外活动，家长经常说孩子白天在教室里，课间休息也要写作业，放学时天也快黑了。那么，夜间进行户外活动或者室内体育运动能不能达到预防近视的效果？

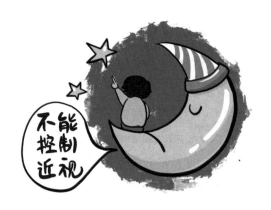

要回答这个问题，首先要明确日间户外活动预防近视发生、发展的潜在机制，包括以下几个方面。

（1）光-多巴胺假说

Rose 等认为光照可以诱导视网膜多巴胺的合成和释放。多巴胺不仅是参与视网膜各层神经元之间视觉信息传递的神经递质，也能调控视网膜发育，阻止眼球增长。很多学者也在动物实验中证实了光-多巴胺假说。

（2）日间户外光线明亮、视野宽广

日间户外光照强度要明显强于夜间户外和室内环境，研究显示，在高强度光照环境下会引起瞳孔缩小，增加对焦的深度，能够进一步减轻模糊，有利于保护儿童青少年视力。户外视野开阔，可以通过远距离视觉调节睫状肌紧张，舒缓眼部压力，从而减缓眼轴伸长。

（3）日照可以增加维生素 D 的合成

部分研究显示，维生素 D 合成增加可能预防近视的发生、发展。因为研究的样本相对较少，证据相对不足，作用机制尚未明确，所以未来对于维生素 D 与近视的关联性研究还需要大量的实验数据支撑。

同时，国内外众多临床研究也从流行病学角度证明了增加日间户外活动确实可以有效预防近视的发生、发展。国外知名学者通过软件对近些年国内外的研究文献进行荟萃（meta）分析，提出每周户外活动时间增加 1 小时，近视概率下降 2% 的结论。

如前所述，室内活动或夜间外出活动无直接的大自然光线照射，因为光谱、光照强度及视野等因素都不同，所以夜间户外活动和室内活动并不能起到防控近视的作用。2008 年，澳洲悉尼的研究结果发现，室内活动与近视发生无相关性。我国青少年室内活动居多，户外活动时间相对不足，这也在一定程度上解释了我国近年来青少年近视发病率高的原因。

👁 51. 补充叶黄素，能预防近视吗？

叶黄素（lutein），别名植物黄体素，属于维生素的一种，为类胡萝卜素家族中的一员。化学式为 $C_4OH_{56}O_2$，其化学式中含有两个酮环，是构成视网膜黄斑区域的主要色素成分，具有抗氧化、滤过有害蓝光及保护视功能等重要作用。

人体不能直接合成叶黄素，只能通过日常食物来摄取。叶黄素大量存在于各种水果、蔬菜、花卉以及某些藻类生物中，但含量最丰富的食材是绿叶的蔬菜，如羽衣甘蓝、菠菜、韭菜、小白菜、芹菜叶及香菜等。蛋黄中的玉米黄质和叶黄素含量最高，占总胡萝卜素的85％之多，玉米中的叶黄素含量同样很高，占玉米中胡萝卜素总量的60％。需注意的是，叶黄素虽然属于类胡萝卜素，但胡萝卜并不是叶黄素最好的食物来源。

叶黄素可以通过以下几个方面来保护眼睛。

（1）吸收过滤蓝光（蓝色可见光）

蓝光的波长和紫外光接近，是能达到视网膜的可见光中潜在危害性最大的一种光，蓝光不仅存在于太阳光中，而且大量存在于电脑、手机、电视或其他数码产品的显示器中。蓝光穿透性强，短波长蓝光可以直接损伤视网膜及黄斑区域。一般认为，降低有害蓝光的强度能有效减少视网膜损害。叶黄素可在人眼视网膜内部形成一种很有效的蓝光过滤器。

（2）清除过量的氧自由基

叶黄素是天然的抗氧化剂，具有很高的抗氧化活性。引起视力损伤甚至失明的部分眼科疾病，比如年龄相关性黄斑变性（AMD）和老年性白内障，都与眼睛内部光氧化损害有关，叶黄素主要通过光保护作用和抗氧化作用预防此类疾病，起到保护眼睛的作用。

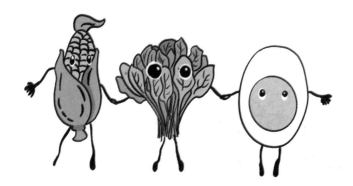

因此，叶黄素是一种重要的维生素，对于保护眼睛有很重要的意义，那是不是也能预防近视的发生和发展呢？很遗憾，从机制层面讲，近视的成因与长时间近距离用眼密切相关，而叶黄素主要是保护晶状体和黄斑。目前，也没有大型临床研究发现叶黄素与近视防控之间存在相关性。

综上所述，补充叶黄素可提高视网膜黄斑色素密度，防止视力退化和眼部生理结构及功能变异，对预防老年性黄斑变性和白内障等年龄相关性眼病起重要作用，适当补充对眼部健康有益。但需要注意，目前尚无有效证据来证明通过补充叶黄素可以预防近视的发生和发展。

👁 52. 多吃蓝莓，能预防近视吗？

蓝莓又名越橘，是一种营养价值相当高的水果。蓝莓可分为两种，一种为富含花青素，颗粒较小，低灌木，矮脚野生；另外一种是人工种植的蓝莓，这种蓝莓的特点是果实相对较大，并且可以更好地让人体吸收蓝莓中的花青素。花青素作为天然色素，对人类生命健康、疾病预防和治疗意义重大。蓝莓具有超强的抗氧化活性和清除自由基能力，归根结底是因为蓝莓中富含丰富的花青素。经过研究，花青素富含生物活性，可以预防心血管疾病、控制肥胖、延缓糖尿病发展、提高视力、降低血脂和延缓脑神经衰老、增强大脑功能等。

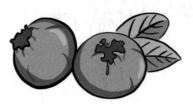

蓝莓花青素在眼科疾病方面也有多种功效与作用。

（1）保护视力，消除疲劳

蓝莓花青素具有调节人眼黄

斑的功能，一种可能是通过促进眼底的微循环血流增多，改善物质代谢；另一种可能是蓝莓花青素提取物有促进视红素再生的作用，增加视觉敏感度，从而减少视网膜以及黄斑的恢复所需时间，来达到保护视力和消除视疲劳的功效。

（2）预防形觉剥夺性近视

部分学者在动物实验中发现，口服蓝莓提取物花青素可抑制豚鼠形觉剥夺性近视的眼轴长度，具有防治近视的作用。口服蓝莓提取物花青素可能通过抑制基质金属蛋白酶-2（MMP-2）蛋白质的表达水平，减缓胶原（collagen-1）降解，从而抑制豚鼠近视形成。

（3）防治糖尿病性白内障

Osakabe 等在探索花青素对糖尿病性白内障大鼠影响中发现，花青素可以延缓白内障发展，可能与抗氧化作用有关，其机制可能是花青素能有效清除损伤产生的自由基，抑制氧化损伤。

（4）治疗视网膜光损伤

英国的一项动物实验研究发现预防性地使用蓝莓能明显降低光损伤的程度，并且蓝莓对光损伤后的修复作用显著。

蓝莓花青素对于近视预防作用的研究多数还是集中在实验动物模型上，最终能否在灵长类和人类的眼科疾病中发挥同样的作用，还需要进一步的探索。因此，可以适量补充蓝莓花青素，但不建议把它作为预防近视的食品大量摄入。养成良好的用眼习惯，增加户外运动时间，必要时使用 OK 镜、低浓度阿托品滴眼液等医疗手段仍是控制近视发生、发展更为可靠的方法。

👁 53. 多吃鱼肝油，能预防近视吗？

现在，市面上的保健品是越来越多了，各式各样的广告铺天盖

地，很多食物、药物、保健品都被宣传有神奇的功效，这些功效似
是而非的，对于普通人来说难以鉴别，鱼肝油就是其中一种。鱼肝
油是从鲨鱼、鳕鱼等的肝脏中提炼出来的脂肪，黄色、有腥味，主
要含有维生素 A 和维生素 D。在眼科疾病方面，鱼肝油可用于防治
夜盲，对于近视的患者，也有人建议吃鱼肝油，究竟鱼肝油对于近
视患者来说，有没有预防近视发生、发展的功效呢？

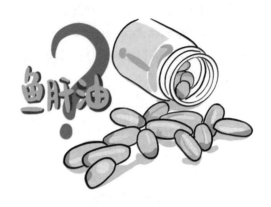

　　鱼肝油中的主要成分是脂溶性维生素 A、维生素 D。因此，鱼
肝油的作用主要是补充维生素 A 和维生素 D。维生素 A 可以维持
机体正常生长及免疫力。维生素 A 缺乏时可引起宝宝骨骼发育迟
缓；影响牙齿牙釉质细胞发育，导致牙齿不健全；上皮组织结构受
损；免疫功能低下容易引起呼吸道、消化道和泌尿道的各种感染。
维生素 D 主要功能是促进小肠黏膜对钙、磷的吸收；促进肾小管对
钙、磷的重吸收。维生素 D 缺乏时可引起钙、磷吸收减少，骨样组
织钙化障碍、佝偻病等，表现为易惊、多汗、烦躁和骨骼改变。由
此可见，维生素 A 和维生素 D 的重要性，人体缺乏维生素 A 和维
生素 D 都是不行的。

　　在眼科方面，首先肯定鱼肝油能保护视力，但是起保护视力作
用的是鱼肝油中所含的维生素 A。如果体内严重缺乏维生素 A，人

们就容易患上夜盲症和干眼症，而不是近视。所以用鱼肝油预防和治疗近视是没有科学道理的，近视的发病机制并非缺乏维生素 A。

如果是为了保护视力，也不提倡使用鱼肝油，而是鼓励多吃富含维生素 A 的食物。由于维生素 A 是脂溶性维生素，过量进食鱼肝油丸会导致肝中毒，更会增加内脏出血和脑卒中（中风）危机。因此，建议不要大量服用，一般 2 岁以上的儿童，每天的正常饮食就足够了，过量补充鱼肝油会反而会引起维生素 A 及维生素 D 中毒。

综上所述，鱼肝油是一种很好的保健品，但不能起到防治近视的目的。对于近视患者更需要注意科学用眼，多注意眼睛的休息。

👁 54. 小乐天天做眼保健操有用吗？

眼保健操诞生于 1963 年，由北京医学院体育教研室主任刘世铭自创，作为一种防治近视的方法推广至全国。眼保健操是一种眼睛的保健体操，是根据中国传统医学中推拿、经络理论，结合体育医疗综合而成的按摩法，主要是通过按摩眼部穴位，调整眼及头部的血液循环，调节肌肉，改善眼的疲劳，达到预防近视等眼部疾病的目的。在几十年发展中，也经过很多改进，出现过很多版本。

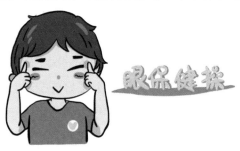

但颇具争议的是，传统的眼保健操是否能预防、控制近视发展？

中医学理论认为眼保健操通过对眼部周围穴位的按摩，使眼内气血通畅，以达到消除睫状肌紧张、痉挛的目的，从而预防近视的发生和发展。这一理论得到很多中医学教授、医生的肯定。

但也有很多学者表示不认同。早在 2012 年，就有人对眼保健操提出异议，认为其无法改善视力。2015 年和 2016 年，北京同仁医院的研究者分别对 190 名和 201 名学龄儿童进行研究分析，结果显示眼保健操并没有防控近视的作用。2020 年，一项规模更大，涉及 252 所学校、2 374 名学生的研究发现儿童是否做眼保健操并不影响裸眼视力和戴镜习惯。也有学者通过调节、集合、眼轴、曲率甚至超声多普勒血流等检查进行对照研究，结果也是没有预防、控制近视的作用。

我们认为，眼保健操有一定作用，特别在缓解眼疲劳方面，但对近视防控有其局限性，需善用。

近视的形成和每个人的基因有关，也和后天用眼习惯息息相关。先天遗传因素无法通过后天手段来改变，但是我们可以改变用眼习惯。眼保健操既可以通过中医学按摩的方式改善血液循环，调节肌肉，也可以通过增加闭眼和休息时间，减少持续用眼的调节压力。

但后天因素中，高强度近距离用眼作为近视发生的主要原因，很显然无法通过短暂的眼保健操时间得到有效缓解。同时，在进行眼保健操时，我们需要注意，手不干净的情况下做眼保健操可能增加眼表感染风险，错误的手法不能起到很好的按摩、放松作用。

综上所述，眼保健操对于缓解眼疲劳有一定的作用，但不能过度依赖，养成一个良好的用眼习惯更为重要。

55. 近视需要到视力康复机构做训练吗?

现在有很多视觉保健和视觉训练的机构宣称可以通过训练预防近视发生、发展,甚至让近视度数降低或消失,这种方法到底靠谱吗? 有科学依据吗?

临床中,我们也碰到很多父母,只要一听到医生说孩子近视了,需要戴眼镜了,他们的第一句话就是:"那么小的孩子,怎么会近视? 除了戴眼镜,难道没有其他办法吗?"这些家长,往往会去尝试各类偏方,甚至把大把的时间和金钱投入到各类视力康复机构。然而,最终还是回到医院,寻求专业医生的指导和帮助。

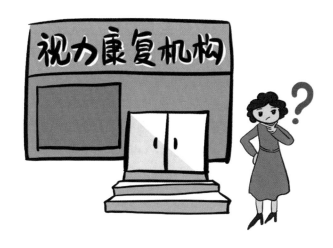

首先,我们要知道什么是视觉训练。我们平时所提到的视觉训练多数是指视功能训练,包括眼外肌运动、大脑融像的训练等。训练的目的是改善双眼视功能,提高大脑的融像能力,改善调节功能,缓解视疲劳,提高阅读效率等。视功能训练要求在屈光矫正即戴镜的基础上进行。譬如，中重度远视性弱视的孩子，如果戴镜治疗效果差，就可以辅以视觉康复训练。

目前，大多数视觉保健和视觉训练的机构宣传能预防近视的视觉训练，是侧重于训练大脑皮质认知的视知觉训练。与视功能训练不同，视知觉训练不做或较少做眼球运动与调节，更多的是静静地注视，训练的目的是提高裸眼视力。

视知觉训练能提高裸眼视力的原理，是通过改变大脑对模糊的认知力。大脑对模糊的认知有相当大的可塑性，在视觉训练中，大脑不断地经过模糊适应这一调节后，同样的屈光不正可以表现出更好的识别能力。这种裸眼视力提高的实质，是大脑通过不断的调节，适应了模糊的状态，适应了模糊看东西的感觉。就像有些孩子，哪怕近视度数已经有 200 多度了，还坚称能看见黑板，他们就是长期适应了这种模糊状态。但是，实际的近视度数不会因视知觉训练而降低。相反的，在知觉训练过程中，为了达到更好的模糊适应效果，要求不能戴镜，或者不能戴足矫的眼镜，这样在模糊的状态下才能提高裸眼视力。同时，要想让眼睛长期适应这个模糊状态，那么你的眼睛和大脑就需要不断调节，这样一种长期不放松的状态最后可能会导致近视度数加深。事实上，若近视导致视物模糊，尽早戴镜保持清晰视觉，对近视的控制是有积极作用的，反而加深得更慢。

综上所述，视知觉训练确实能短暂提高裸眼视力，但并没有在本质上发挥预防近视发生和延缓近视发展的作用。相反，视知觉训练短暂提高了裸眼视力，启动了一定程度的安慰效果，这种安慰效果在不良商家的刻意宣传下，掩盖了近视加深的事实。并且，视知觉训练要求不能戴镜，或者不能戴足矫的眼镜，会使小朋友眼睛长期处于视疲劳的状态，对近视控制反而是不利的。

👁 56. 针灸可以治疗近视吗?

针灸是利用外在物理因素引起人体的生理反应,通过这些反应影响人体的功能以促进康复的治疗方法。简言之,就是能自行好转的疾病可以用理疗和针灸治疗,能帮助缩短病程、缓解疼痛和促进康复。在一些急慢性炎症,急慢性的肢体运动损伤引起的功能障碍、疼痛综合征、神经麻痹等疾病中广泛应用。

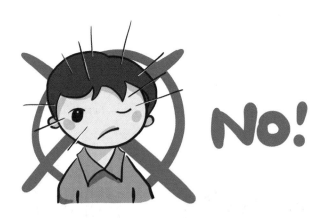

针灸通过刺激眼周局部、四肢及腹部的穴位,起到疏经活络、行气活血、补益肝肾的作用,同时配合眼部的按摩,改善眼部血液循环,增加眼区营养。

目前,国内不少研究表明,针灸可有效控制青少年近视进展,但研究仍存在不足,文献缺乏随机对照、样本量过小,多数研究治疗后缺乏后期随访,所以在减缓近视加深的作用上,尚存在争议,需要进一步的研究。另外,对于儿童来讲,针灸疗法还会不可避免地引起刺激疼痛,在不正规的商业保健机构进行针灸甚至会引起感染等并发症。

那么，针灸是否可以治疗近视呢？我们知道近视的发生机制与遗传、环境及用眼习惯等相关，因素复杂，一旦发展成为真性近视，是不可逆的。因此，从原理上讲，针灸可以缓解眼部疲劳，对视疲劳引起的假性近视恢复有效，但对因眼轴拉长而发生器质性改变的真性近视是无效的，也就是说不能治疗近视。

👁 57. 除了针灸，其他中医学治疗手段能控制近视发展吗？

前文已经提到，针灸可以缓解眼部疲劳，但并不能治疗近视。在严峻的近视发展形势面前，家长也急切地想知道，中医学其他治疗手段是不是能有效控制近视的进展？哪一种中医学治疗手段效果最佳呢？

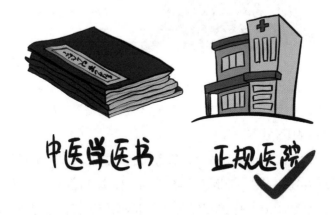

中医学医书　　正规医院

中医学博大精深，隋代巢元方的《诸病源候论》中对近视就有记载，称之为"目不能远视"，明代傅仁宇《审视瑶函》则称之为"能近怯远症"，到了清代则开始简称其为近视。中医学古籍中曾

有这样的记载："开窍于目，藏精于肝。"(《素问·金匮真言论》)
"肝气通于目，肝和则目能辨五色矣。"(《灵枢·脉度篇》)，都
说明肝脏的精气通于目窍，视力的强弱和肝是有直接的关系。同时
《素问·五脏生成篇》还提出"肝受血而能视"，亦即视力和肝血
的调节功能有关，如肝血不足，目失所养，就会出现两眼干涩，视
力减退或夜盲。因而，中医学认为近视防控的关键在于疏肝养血。

目前，国内不少研究提出了针灸、耳穴贴压、艾灸等中医学手
段可有效控制青少年近视进展，但和针灸的相关研究一样存在很多
不足，如缺乏随机对照、样本量过小等，多数研究治疗后缺乏长期
随访。更有学者持不同意见。有多位学者曾经在我国台湾进行了两
次随机对照实验研究，共纳入131名参与者。两次试验结果显示，
对照组与实验组之间眼轴长度的变化无显著差异。同样的，眼部穴
位按摩、耳穴贴压及艾灸等，也被认为能够调整眼及头部的血液循
环，调节肌肉，改善眼的疲劳，达到预防近视等眼部疾病的目的，
但也都缺乏足够的临床证据。

综上所述，虽然目前国内大多数中医学眼科医院均有开展针
灸、理疗、按摩等控制近视发展的项目，并且有不少研究表明中医
学治疗对青少年假性近视及控制儿童和青少年近视发展有很好的效
果，但这些研究存在缺乏随机对照、样本量过小及无长期随访的缺
点。因此，并不能从循证医学角度说明这些手段可以控制近视的发
展。面对近视，家长要正视现实，到正规医院，选择正确的矫正及
控制方法，少走弯路，避免不必要的治疗和操作。

👁 58. 晚上开灯睡觉会更容易发生近视吗?

很多家长会问，我们家小朋友有开夜灯睡觉的习惯，这样会不

会导致近视的发生？

　　首先，环境光是保持生物钟最重要的因素，所以光照与昼夜节律密切相关。视黑素是一种表达在自主视网膜感光神经节细胞上的感光色素，具有直接感光的特性。视黑素与视杆蛋白和视锥蛋白类似，但其作用光谱不同，最大吸收范围为 484 纳米（蓝光），它会通过视网膜下丘脑束一系列的信号级联过程将光刺激信号传递至昼夜节律控制系统——视交叉上核（supraclavicular nuclear，SCN），调节松果体褪黑素的释放。日间自然光含有蓝光，抑制褪黑素分泌，让人精神抖擞；夜间没有蓝光刺激时，褪黑素分泌增加，使人产生睡意。视网膜是脊椎动物唯一的感光器官，视网膜传入的光信号是中枢控制昼夜节律的基础。

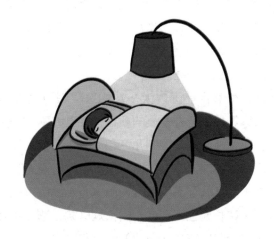

　　其次，昼夜节律与屈光发育相关。早在 1957 年，Jensen 发表在顶级期刊《科学》（*Science*）的文章就报道了持续黑暗或持续光照（打破昼夜节律）会影响小鸡的屈光发育，当时就提出假设，如果没有正常的昼夜节律可能会导致异常的眼球生长和屈光不正。近年来，越来越多的证据表明，昼夜节律和眼球生长、屈光发育有关，人类及动物的眼轴和其他解剖生理特征都会受昼夜节律的影响。发光电子产品，如电视、电脑和手持设备（发射出蓝光抑制褪黑素分泌）都会扰乱儿童和青少年的正常睡眠行为，最终导致生物节律紊乱。很多小朋友如果临睡前过多地看电视、玩手机会入睡困难，就是这个原因。另外，眼睑并不能完全阻隔所有光线，闭眼并不能阻挡蓝光对昼夜节律的影响。即使睡眠时，光线也能到达视网膜，从而影响昼夜节律。

有一项动物实验中，在半夜给小鸡 2 小时光照暴露，就会让小鸡在之后的 6 小时内引起"急性"的眼轴增长，提示夜晚的光线变化会改变眼轴和脉络膜厚度的节律，而昼夜节律失调可能会导致近视发生。曾有一个针对 479 名儿童的回顾性研究，发现 2 岁前如果是夜间开着灯睡觉的，近视的发生率是关灯睡觉的儿童的 5 倍。但是在这之后，有多个研究想证明"夜间开灯睡觉容易近视"这一论断，都未能重复得出这个结果。所以，也有学者认为，夜间睡觉时照明与否与近视发展无关，而且还认为那些给儿童开着灯睡觉的父母很多自身是近视，也许是遗传造成的儿童近视，而不是开灯睡觉所致。

昼夜节律对眼球生长、屈光发育、近视化有影响，但机制非常复杂（有些研究结果甚至是互相矛盾的），目前还没有研究清楚，这也是研究近视防控的新方向。

这里还是建议家长在孩子睡眠时关灯，同时卧室用遮光窗帘，阻挡夜间光污染的影响，形成良好的昼夜节律。

59. 怎么挑选护眼灯？

在工作和日常生活中，导致近视的因素除了不良的用眼习惯，还有一个不可忽视的因素就是劣质的照明环境。在适宜的照明环境中学习，不仅视物清晰，而且会感到轻松舒适，不易疲劳。光线过暗或过强都会对视觉产生不良影响，以致诱发近视。光线暗时，为了看清物体，需要移近距离，睫状肌便加强收缩以增强调节力，时间久了，睫状肌就会因疲劳产生痉挛。相反，光线过强时，瞳孔会自然缩小，使进入眼内的光线减少。长时间在强光下视物，瞳孔持续缩小，瞳孔括约肌持续收缩，由于瞳孔括约肌和睫状肌受同一根神经支配，可能会造成眼睛的睫状肌过度接受刺激而收缩，时间长了容易引起近视。

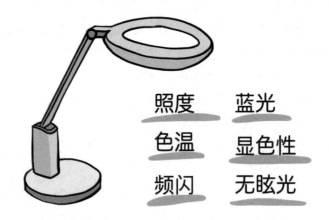

儿童青少年每天有较长的时间来进行学习，如何选择学习用的台灯是家长关心的又一个问题。护眼灯，顾名思义就是保护眼睛的灯，市场上各种护眼灯眼花缭乱，价格不一，其实名字是不是护眼不重要，关键是灯光的具体参数。

（1）照度

照度指的是单位面积上的光通量，通俗的讲，也就是灯的亮度够不够，它的单位是流明（lm），最好在 500 流明以上。当然，有些孩子对灯光特别敏感的，可以用调光的台灯，总之需要让孩子感觉到清晰、舒适。建议购买照度达到 A 级或 AA 级标准的台灯。

（2）色温

灯光的冷暖其实指的就是色温，光线越冷色温越高，而人在高色温下会集中注意力，但是也容易引起眼疲劳；色温越低光线越暖，低色温让人很舒适，但同时也会让人产生倦怠感和睡眠的欲望。根据《读写作业台灯性能要求》，孩子学习的台灯要在 4 000 开尔文以下的色温。在 2 700 开尔文~4 000 开尔文的色温下读书、学习，心境平和，学习效率高。

（3）频闪

频闪指的是光源闪烁的频率。有实验表明，低频会导致近视的形成，但实验中的频率低至 1~12 赫兹，这在人类的普通照明条件下是不可能出现的。国际的低危闪烁频率是 1 250 赫兹，无危险的频率是 3 125 赫兹，远远高于实验中的频率，所以实际生活中，频闪和近视发生无关。当然无频闪最好，舒适性更佳，可选择正规品牌的无频闪发光二极管台灯。

（4）蓝光

任何光源都存在蓝光。蓝光是光线中的一个波段，没有蓝光是不正常的，只要蓝光在安全范围内就可以。选购台灯时要看它的防蓝光危害评估，RG1 和 RG0 的都可以使用。如果是幼童的话，那么强烈建议 RG0。

（5）显色性

显色性越高代表对物体颜色还原度越高，如果人眼长期处于低显色的光线下，那么人眼对物体颜色的判断将会被影响，很多人对颜色不敏感就是长期处于低显色性光源下导致的。因为太阳光对物体的显色性最佳，所以，目前把太阳光的显色指数按照 100 计算。台灯主要在室内使用，其显色指数指标根据 GB/T9473 中的要求不能低于 82。

(6) 无眩光

眩光简单来说，就是视野里出现过高亮度，眼睛不舒服了。在环境周围亮度不够时，太集中的光源就会造成眩光。国家标准要求读写用台灯必须有遮光性功能，按照正常坐姿看台灯，不能看到台灯的反射光板、光源及发热元件，这一标准是将有害眩光限定在可忽视范围。遮光性好的台灯，确保视线内不能出现过亮的光，即"眼睛距离读写桌面的高度 400 毫米，离光源中心的水平距离 600 毫米处朝灯看去，应看不到反射器内壁及光源"。

👁 60. 看书、看电视后马上休息对眼睛有好处吗？

这个回答当然是肯定的，但如何休息才能对眼睛有好处也是有讲究的。有很多家长说，"我们很注意用眼卫生的，看书、看电视后，就会让孩子闭上眼睛休息"，但到底怎样的休息方式才能更加有效地预防近视呢？

我们的眼睛要看清不同距离的物体，就像照相机对焦一样，需要前后调节，将落在视网膜后面的焦点前移，将落在视网膜前面的焦点后移，这样才能让清晰的影像正好落在视网膜上，使我们既能看清树上的小鸟，也能看清书上的文字。人的眼睛是如何调节远近焦距呢？是通过两种神经系统通路（交感神经系统和副交感神经系统）支配一条叫睫状肌的肌肉，通过它的放松和收缩，改变晶状体形状来完成的。

当从远看近时，物体的成像会落在视网膜后面，这时，近处的目标会刺激副交感神经兴奋，抑制交感神经兴奋，睫状肌就会收

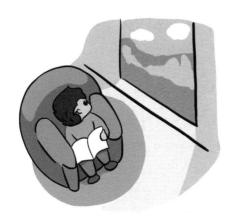

缩，引起调节，晶状体变凸，使焦点拼命向前面的视网膜靠拢，直到对焦清晰为止。

当停止近距离用眼时，副交感神经兴奋度就会下降，交感神经开始兴奋，睫状肌就会放松，回到原来的状态，晶状体变平，焦点后移，使远处的目标落在视网膜上。

但两种神经系统的反应速度是不一样的，副交感神经系统反应快、潜伏期短；交感神经系统反应慢，潜伏期长，这导致近距离用眼停止时睫状肌不能马上放松，调节不能立刻回到近距离用眼前的水平，晶状体来不及快速改变形状，这时表现为远视力下降，产生了近距离用眼诱导的暂时性近视（near work induced transient myopia，NITM）。单纯的闭眼并不能促使这种现象消失，还是会存在滞后效应，而远眺更能刺激交感兴奋，从而加快这种现象的消退。

同时，这种现象是会有累积效应的，随着用眼时间的延长，这种现象越是明显，而且越难消退。有研究显示，30 分钟和 60 分钟近距离用眼后暂时性的近视消退时间有明显差异。

另外，近视与正视相比，交感神经的活动性受到更为明显的抑制，也就是说不同屈光状态，对于近距离用眼负荷的敏感性也是不一样，近视比正视、远视更加敏感，近视的孩子调节恢复至原来放松的状态需要更长的时间。

综上所述，对于所有的近距离用眼，包括看书，看电视、电脑手机，弹琴，画画等，建议有规律地让眼睛休息几次。每次用眼持续时间一般不超过 30 分钟，然后视远（＞6 米的距离） 5~10 分钟，避免眼睛出现调节疲劳和近距离用眼诱导的暂时性近视现象，从而预防和控制近视的发生和发展。

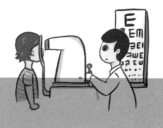

第四篇

近视的治疗

　　经过散瞳验光，确定小乐已经是近视了，右眼为 50 度近视和 50 度散光，左眼为 100 度近视和 50 度散光，目前为低度近视。小乐想到今后要戴着眼镜上课和玩耍会有诸多不便，有些难过。外公外婆也担心小乐以后会带上厚厚的"啤酒瓶底"，又问了杨主任好多问题，他们想知道已经近视了该怎么办？可以采取什么手段，让近视发展得慢些呢？难道就没有不戴眼镜的办法吗？

👁 61. 小乐有低度近视，他需要戴眼镜吗？

当近视度数比较深的时候，如果不戴眼镜就好像全世界都打上了马赛克，那么不用多说，大部分人就会主动把眼镜戴起来。但是问题在于，如果只是低度数的近视，似乎不戴眼镜也还能看得到东西，询问孩子看得清楚吗？得到的回答也多数是看得清，那这个时候到底需不需要戴眼镜呢？

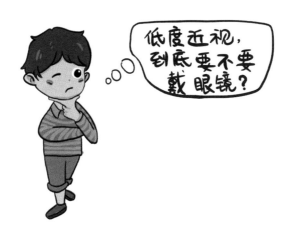

首先来了解一下我们的眼睛是怎么看东西的。当眼睛的屈光状态正常时，平行光线进入我们眼内，经过角膜、晶状体等屈光间质的折射，最终会在视网膜上聚焦形成清晰的图像，视网膜再将信息通过神经系统传送到大脑，大脑中枢再综合处理双眼获得的图像，最终我们可以清楚地看到物体。

对于近视的孩子，在调节放松的状态下，平行光线进入眼内，会聚焦在视网膜前。因此，视网膜上就不能形成清晰的图像。在这种情况下，孩子需要通过佩戴凹透镜，使得光线可以重新聚焦到视网膜上。

对于儿童，低度近视要不要戴眼镜呢？

像小乐这样近视度数比较低的孩子，由于眼球还处在发育阶段，一旦发生了近视，近视会不断发展，度数会不断加深，很多家长就会有种一旦戴上眼镜就再也摘不掉的感觉，在戴眼镜这件事情上产生排斥心理。其实这种认识是不对的，因为度数的进展与眼睛本身的发育以及用眼习惯等因素都有关，与佩戴眼镜无关，正确的佩戴眼镜可以帮助矫正视力，使孩子视物清晰，减少看远时的用眼疲劳。此外，如果有一只眼睛视力正常，看东西是清晰的，而另一只眼睛出现近视，看东西是模糊的，长时间下去，可能会影响大脑的双眼融像功能，影响和破坏双眼立体视觉，严重的还会发生斜视。

因此，对于儿童而言，如果散瞳验光后近视度数已达到 100 度及以上，或者度数虽然还不到 100 度但裸眼视力低于 0.5，建议配镜。有些情况下，虽然度数不深、视力尚可，但伴有其他眼部问题，如外斜视、明显散光、两眼视力差距大等，医生也会建议配镜，以免影响孩子的眼睛发育和双眼的视觉平衡。因此，很多低度近视的小朋友也需要佩戴眼镜，就像小乐目前这种情况，一只眼睛近视已经达到 100 度，而且还有轻微散光，在上课看远时就需要戴镜。

62. 近视眼镜是不是低配一点好？

在给孩子配眼镜时，很多家长在配镜度数应该足矫（根据散瞳验光结果配）还是欠矫（低于验光度数配）这个问题上经常产生疑问。眼镜度数该怎么配，如何配才能减缓近视的增长速度？这是家长们非常关心和纠结的一个问题。

首先，让我们了解一下近视配镜中的几个概念。

近视：是指眼在调节松弛状态下，平行光线经眼的屈光系统折射后，焦点落在视网膜之前。

近视欠矫：是指佩戴比实际度数低的眼镜，矫正视力低于最佳矫正视力。

近视足矫：是指通过佩戴与实际度数相符合的镜片，达到最佳矫正视力。

近视过矫：是指佩戴比实际度数高的眼镜，造成人为的远视状态。

近视欠矫的危害：配镜的目的在于辅助视力，使眼睛不必用力眯眼也能看清楚，缓解眼部的疲劳。如果配镜度数不足，负责调节焦距的眼部睫状肌仍然会过度调节而持续痉挛，长时间下来很容易造成视疲劳，而视疲劳正是造成近视度数快速增长的重要原因之一。长时间佩戴欠矫眼镜容易造成调节灵敏度的降低，打破调节集合的平衡，这可能是欠矫儿童近视进展较快的又一个因素。此外，孩子的眼位发育与调节息息相关，因调节不足导致集合不足形成外隐斜或外斜视在临床上也很常见。

另外，近视未经矫正或矫正不足，如果再加上长时间近距离工作（看书、看电脑等），也可能引起内聚作用过强，导致急性共同性内斜视的发生，这时不仅存在内斜视（斗鸡眼），还会复视（看东西重影），严重影响孩子的生活和学习。

因此，配镜时刻意将眼镜的度数低配，会使眼睛不能在最放松的状态下看清楚物像，这样会加重眼睛的负担使得眼睛容易疲劳，从而加速近视的发展，对近视的控制是非常不利的。基于现有的临

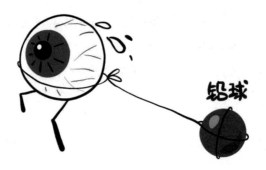

床证据和研究，建议对近视儿童足矫配镜。

有些孩子初次戴镜且近视度数较高时，可能出现头晕不适等症状。若无法适应，可适当欠矫，3 个月后复查，逐步增加度数，直至足矫，给孩子一定时间来适应此过程。如同时存在斜视，可遵循专业眼科医生的建议，根据患儿的斜视情况适当进行镜片度数的调整。

👁 63. 防蓝光眼镜有用吗？

近年来，随着网课等线上教育的进一步开展，电脑、iPad、手机等数码设备使用频率和时长的增加，孩子接触电子屏幕的时间变得越来越长，久而久之，孩子的眼睛会出现疲劳的现象，近视率呈居高不下的态势。在这种情况下，孩子的视力遭遇到了前所未有的挑战。

近几年非常流行防蓝光眼镜，虽然出现时间不长，但是发展很快，甚至有家长给两三岁的小朋友戴着防蓝光眼镜看电视。那么，防蓝光眼镜到底有没有用处？能不能预防和控制近视呢？实际上，这些所谓的护眼神器的大部分作用都被过度夸大了，保护眼睛需要

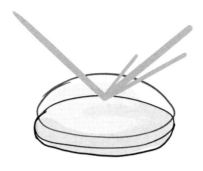

防蓝光眼镜?

从很多方面做起。

首先来说一说蓝光。蓝光是什么?

蓝光的真正名称叫作 high energy visible light（HEV light），也就是高能可见光，是可见光中能量最高、最接近紫外线的部分，波长在 400～500 纳米，颜色是蓝色和紫色。因此，俗称为蓝光。蓝光在生活中随处可见，太阳光中就含有 25%～30% 的蓝光，手机屏、电脑屏幕、发光二极管灯都会发出蓝光。

蓝光过量会有害身体，当人体接触超过正常范围的蓝光时，会影响睡眠节律，扰乱人体的生物钟。研究表明，波长在 400～450 纳米的短波蓝光会对视网膜造成光化学损伤，可能会增加与年龄相关的黄斑变性风险。不过，美国眼科协会明确指出，目前没有科学依据表明手机、电脑等电子设备发出的蓝光强度会对眼睛造成伤害。

我们不建议孩子靠使用防蓝光眼镜来预防和控制近视。

首先，虽然蓝光对人体容易造成健康风险，但是有一部分蓝光（波长在 480～500 纳米）能帮助人体调节生物钟、情绪、记忆力及产生暗视力，这部分是对人体有益的蓝光。如果长时间将这个范围内的蓝光过滤，反而会影响人体正常的生理功能。另外，防蓝光镜片会降低透光率，在光线暗的地方，视力和对比敏感度会有所下降，影响视觉质量。此外，研究表明，暴露在户外的阳光下能有效预防儿童近视发生或降低近视发病率，其中蓝光可能起到重要作用。

其次，目前为止，没有临床证据显示防蓝光眼镜会对眼睛起到预防和控制近视发展的效果。

有些家长因为孩子看电子产品时间长，希望通过戴防蓝光眼镜来预防近视，其实是本末倒置的，最好的防控近视方法还是减少电子产品的使用。

👁 64. 早就戴眼镜，脸部会变形吗？

小乐妈妈马上想到了邻居家孩子小明，戴了好几年的眼镜，感觉脸都戴变形了，为了孩子将来的颜值可千万不能现在就戴眼镜呀！所以当杨医生建议要给小乐配眼镜的时候，小乐父母的内心还是有很多不情愿的。

其实，现在眼镜的生产工艺标准都很高，镜架、镜片的材质也越来越轻，一般是不会影响孩子颅面部的骨骼发育，让孩子的脸发生变形的。

当然，近视眼镜的镜片是凹透镜，特别当镜片度数比较深时，通过凹透镜看东西会感觉明显变小，他人通过镜片来看戴镜者本身，也会觉得戴镜者的眼睛变小了。但摘掉眼镜，就会恢复正常。

如果摘掉眼镜后发现脸变形了，那可能是买到了与脸型不合适的眼镜。比如，较胖或者较宽脸型的人，佩戴一副较窄的镜框，压到脸颊上产生压痕和不适。孩子在发育过程中，脸在变大，瞳距在增宽，也需要定期更换镜架。所以，要选择一副适合孩子脸型的镜架。

还有些人担心眼镜戴久了会造成眼睛变形、眼球突出。其实，之所以会有眼球突出，原因是度数越高，眼轴越长，即眼球的前后径变长，眼球向前凸出（眼球后面是眶骨，所以向后发展的空间非常有限），这与戴眼镜并没有直接的关系。

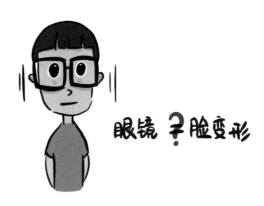

我们能理解家长不希望、也很难接受自己可爱的孩子脸上架一副眼镜。但从长远来看，近视了却不戴眼镜，反而会让孩子的近视发展更快，等到变成了高度近视，相关的一些眼底疾病可能给孩子造成视力的永久损害，后果更严重，而且高度近视突眼的表现会更明显。

两害相较取其轻，建议还是要通过使用眼镜来帮助孩子减轻用眼的疲劳，缓解近视的发展，让他们更轻盈地奔向美好的未来。

👁 65. 眼镜是常戴好，还是脱脱戴戴好？

这个问题的答案不是绝对的。一般来说，要根据孩子的年龄、屈光性质及屈光不正的程度等来决定。

1）对于近视超过 200 度的甚至更高度的近视来说，孩子能够看清晰的距离很近，无论看远或看近都还是以坚持常戴镜为好。因为他们如果不戴镜，不能通过自身的调节来看清楚物像，不利于学习和生活。这样，不但容易引起视疲劳，而且还会促进近视的进展。

2）如果近视同时合并明显散光，一般情况下也应该常戴眼镜。因为如果孩子们不戴镜，物体无论远近，他们都不能看得很清楚。孩子们会出现眯眼、皱眉、歪头等表现来弥补视力的不足，也很容易发生视疲劳，引起眼睛酸困、胀痛及流泪等眼部不适。

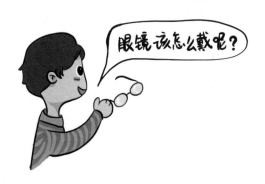

眼镜该怎么戴呢？

3）对于近视度数<200 度且没有明显散光的孩子，他们的眼镜是否需要常戴呢? 我们认为：近视度数如果较浅，在看近处（读书、写字）或日常活动时，可以不戴眼镜；看远处如上课看黑板或在家看电视时，需要戴镜。但是，如果孩子习惯常戴，也完全可以。

4）还有一些患有斜视，或者双眼视力相差比较大、存在屈光参差的孩子，最好还是常戴眼镜。

总之，怎么科学戴镜是一个较为复杂的问题，不仅与上述因素有关，同时涉及屈光不正的发生、发展过程、调节因素和辐辏作用等影响，故应综合予以考虑。

对于小乐目前的近视程度来说，我们的建议是：上课或看电视时要戴，其他时间可以不戴。随着年龄的增长，小乐的近视度数可能会进一步加深，一定要注意用眼卫生，定期去眼科门诊复查，了解自己视力和近视度数的变化情况，酌情更换眼镜和调整佩戴方式。

👁 66. 看近的时候是不是可以不戴眼镜？

所谓近视就是看近的看得清，看远的看不清。所以看书、写字、看电子产品等近距离用眼时要不要让孩子戴眼镜，相信是很多近视小朋友的家长都很关心并且内心纠结的问题。眼镜能帮助近视的孩子看清远处的物体，减轻眼部的疲劳，从而进一步延缓近视度数的增长。但是对于看书、写字、看电子产品这些看近的行为，还需要戴着眼镜吗？这个问题的答案也不应该是唯一的，而应当根据每个戴镜孩子的具体情况来具体对待。

家长总觉得孩子常戴眼镜，一方面不利于美观，另一方面会对眼镜产生依赖。其实，近视一旦出现，无论看近时戴不戴眼镜，都会逐步加深。因为长时间看近距离的物体，眼部肌肉紧张，得不到及时的放松，眼睛疲劳感加重，容易导致视力的下降。近视的主要原因就是因为视疲劳得不到及时的缓解、眼轴延长、近视屈光度加深所致。低度近视者由于度数比较浅，看近处物体不戴眼镜也很清晰，所以在看书、写字等近距离用眼时不戴眼镜也可以。但是中高度的近视者，哪怕是近距离，通过调节还是无法让焦点落在视网膜具体情况，要具体分析哦！

上，那就得戴着眼镜看了。

当然，想要很好地控制近视的发展，最关键的还是应当注意眼睛的休息和放松。

看书、学习时，建议光线从左侧投入，不要从正前方或右侧采光（左利手者，正好相反）。用人工光源照明的时候，室内环境与台灯的亮度对比越明显，越易引起视疲劳。所以夜晚学习时，除了台灯照明外，室内还应再开大灯，以减少明暗光线差。

白炽灯是一种暖光源，光线柔和稳定，色温接近自然光，在这种光源环境下学习，眼睛不易疲劳。同时，应避免眩光环境下读写，眼睛直视任何光源都会产生眩光损害，所以不要在直射的阳光下阅读和写字，因为桌面和白纸，都能增加反射眩光。

孩子们使用的书本纸张，如果纸不够白，墨不够黑，则对比度降低，看这样的字是比较吃力的。为了能看清楚，需要将书本移近，眼睛需要进行更多的调节，眼睛疲劳感会加重。因此，在给孩子选择书本、读物时，尽量选择纸质、印刷工艺好的，尤其是彩色印刷、字体较大的纸制品会更有利于保护孩子的眼睛。

👁 67. 近视眼镜会越戴越深吗?

"近视眼镜会越戴越深",这是很多作为过来人的家长的"切肤之痛"。然而,这种认识是不科学的,如果确诊是真性近视,需要佩戴合适度数的近视眼镜,如果没有遵医嘱佩戴眼镜,反而会导致近视加深更快。临床上,我们碰到不少家长,在孩子近视100多度时坚持不肯让孩子戴眼镜,而是去尝试各种"偏方",寻求各种"旁门左道",1年后近视度数急剧增加到了300多度,比那些及时佩戴眼镜的孩子增加得快得多。

首先,我们需要明确,给孩子佩戴一副合适的眼镜,是为了让孩子看得清。我们都知道近视是看远看不清,焦点跑到了视网膜的前方,眼镜的作用是给近视的眼睛做了光学的补偿,让眼睛恢复正常的功能状态。

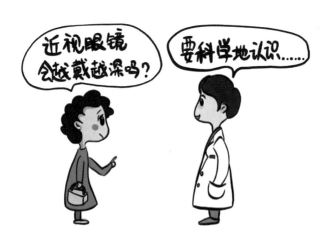

其次,孩子眼睛正常的调节和辐辏功能会随着近视的发生而改变。佩戴合适的眼镜后,调节和辐辏功能恢复正常的协调关系,可

以避免眼睛产生视疲劳，这样在一定程度上能帮助近视度数稳定在一定水平。

那么，为什么大家总感觉近视度数会越戴越深呢？

首先，由于儿童青少年正处于生长发育的关键阶段，眼球会像身体一样随着年龄增长而发生一系列的变化，出现眼球变大、眼轴增长，因而近视也会慢慢加深，所以孩子近视戴镜后依然会呈现出加深趋势，但这并非眼镜之罪。

其次，近视发生、发展除了有遗传因素影响外，大部分受后天环境因素的影响，虽然配了合适的眼镜，但是如果仍然不注意用眼习惯，学习任务重加上各种电子产品的应用以及户外活动的缺乏，近视度数就会加深较快。

再次，可能戴了不合适的眼镜。如果近视度数没有验准、散光的轴向偏差太大、瞳距没有量准、镜架挑得不合适等，戴了这些不合适的眼镜会产生视疲劳，让近视过快地增长。这当中涉及正确的验光和规范的配镜问题。因此，建议家长带着孩子去正规的医院进行验光后，再去专业眼镜店配眼镜，否则可能会使眼镜对视力的矫正产生偏差，久而久之对孩子造成不良的影响。

👁 68. 小乐还有机会摘掉眼镜吗？

我们已经知道了近视是不可逆的。对于近视的孩子，需要配一副合适的框架眼镜才能看清楚，那么小乐还有机会摘掉眼镜吗？

如果在儿童青少年阶段想达到白天不戴眼镜的目的，小朋友可以考虑戴一副适合自己的 OK 镜。晚上睡觉时戴 OK 镜，白天视力往往能恢复到正常，可以达到不用佩戴框架眼镜的目的，同时可以缓解近视增长速度。但是 OK 镜佩戴和护理相对麻烦，而且价格比较昂贵，有角膜感染和损伤的风险，也有一定的适应证和禁忌证，需要到正规有资质的医疗机构详细检查后再行验配。

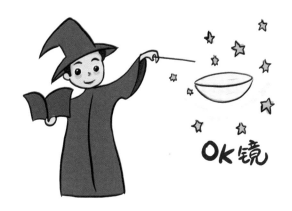

18 岁之后，人眼球发育相对成熟和稳定，如果近视度数已经稳定 2 年以上，并且没有合并其他不适合手术的眼病（如青光眼、眼底病变等），也可以通过进行近视矫正手术来达到摘镜的目的。

目前，主流的近视手术方式有两大类。一类是激光手术，包括准分子激光屈光性角膜切削术、准分子激光原位角膜磨镶术、全飞秒激光手术等；另一类是有晶状体眼人工晶状体植入术，也叫 ICL 手术。

激光手术主要分 3 种，它们的基本原理是相似的。先带大家了解一下角膜的结构。虽然角膜很薄，只有 0.5 毫米左右，但是它有 5 层，从外向里依次是：上皮层、前弹力层、基质层、后弹力层及内皮层。其中，中间的基质层最厚，眼科医生主要就是在这一层进行激光切削，制造"凹透镜"的。

1）准分子激光屈光性角膜切削术，用准分子激光从角膜的最外层开始切削，按照事先设计好的手术方案，先切削掉角膜上皮层和前弹力层，然后切削基质层。当然，切削掉的角膜上皮细胞会在术后 48 小时内长好的。

2）准分子激光原位角膜磨镶术是先用板层刀或者准分子激光来制作一个角膜瓣，让角膜能够掀起来，接下来用准分子激光切削角膜基质层，切削好之后，再把角膜瓣盖回去。

3）全飞秒激光手术也是在角膜的中间制造并分离出来一个"凹透镜"，之后再通过小切口将这个基质透镜取出。不同的是，全飞秒激光手术不用制作角膜瓣，飞秒激光可以不损坏角膜上皮层，直接切削中间的基质层，然后在角膜边缘（黑白眼球的交界处）切一个两三毫米长的小口，把切削掉的部分取出来，角膜上就留下了一个"凹透镜"了。

4）ICL 手术的原理就是把眼镜片变得很小、很软，直接植入到眼睛里，把它放在瞳孔后面，晶状体前面，就像在眼球里面戴了个隐形眼镜。它的原理和前面 3 种激光手术不一样，激光手术是切削角膜，相当于"减法"，而 ICL 植入术是"加法"。

总之，近视矫正手术的原理是用激光将透明角膜部分加工成凹透镜或者在眼内植入人工晶状体，从而取代近视眼镜。所以，术后虽然患者裸眼视力可以明显提升，但眼球依然是原来近视的眼球。由于近视手术不改变眼球大小，近视的眼球仍然比正常人大，近视患者易患的眼部疾病如并发性白内障、青光眼、眼底病变等的发生概率和手术前一致，并不会因为做了近视矫正手术而降低。所以近视矫正手术后的眼睛并非完全正常的眼睛，近视患者尤其是高度近视患者仍需定期前往眼科随访。

无论何种手术，为了保证手术安全性，需要严格掌握手术的适应证。术前的全面评估非常重要，包括患者屈光度、矫正视力、角膜形态和前房深度等眼部参数的测量，患者的近视矫正意愿、心理预期及眼部和全身疾病史等。因此，建议有近视矫正需求的患者选择有良好资质值得信赖的医院和医生，最大限度保障手术安全性。但是小乐如果想做近视手术，摘掉眼镜，还是起码要等到 18 岁以后，目前他的主要任务还是要尽量控制近视的发展。

👁 69. 近视眼镜一般多久需要更换?

对于小朋友佩戴了近视眼镜后多久需要更换，大部分家长没有概念。是每次复诊都需要更换，还是等待镜片磨损、损坏后才更换呢？这主要根据患儿屈光度的变化程度及镜片使用磨损情况来决定是否要更换镜片。所以多久换眼镜没有固定周期，有个体差异。

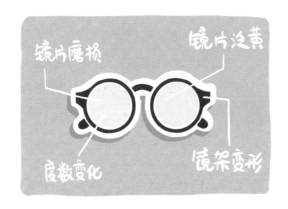

通常综合以下几个因素考虑是否需要更换框架眼镜。

（1）镜片表面磨损

光学镜片在使用过程中会出现表面磨损。由于儿童好动，对镜片的保护意识也差，儿童较成人镜片的磨损、划伤频率更高，会降低镜片的清晰度，造成视物疲劳或模糊。

（2）镜片泛黄老化

目前，镜片普遍采用树脂材质，在其日常使用过程中虽可吸收紫外线，但同时也会导致光学镜片泛黄老化，降低镜片透光性能和视觉清晰度。

（3）镜架变形

维持清晰的视觉质量，需要光学镜片与我们的视轴保持一定的角度，框架镜反复摘戴导致镜架变形，需及时调整，或更换眼镜。

（4）屈光度变化

儿童在生长发育阶段，屈光度变化快，需要每 3 个月到半年去专业医院眼科复查。如果因屈光度变化大而不能获得清晰视力，则需及时更换眼镜。比如，我们的小乐虽然现在双眼低度近视，但处于近视快速发展期，如果过度用眼，不注意劳逸结合很有可能导致近视进展过快，需要经常随访，通过复查矫正视力、屈光度、眼轴等屈光参数来决定是否有必要更换眼镜。

综上所述，一副框架镜能佩戴多久，需要结合以上情况综合考虑，定期检查，出现不合适及时更换，这样才能舒适佩戴眼镜，同时延缓近视发展。

👁 70. 戴了眼镜后生活中要注意哪些细节？

小朋友们配了框架眼镜后，为了获得清晰舒适的视觉质量，延长眼镜的使用寿命，在日常生活中需要注意哪些小细节？眼镜保养的常识有哪些呢？

（1）镜架的保养

平时用双手摘脱眼镜，以免单手频繁脱戴导致镜架变形。

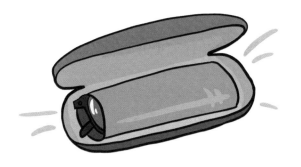

（2）眼镜的存放

眼镜应包在眼镜布里，镜片一面朝上放在眼镜盒子里。

（3）镜片的清洁

镀膜的镜片较易脏污，用普通布擦拭会使镜片表面产生网状伤痕。简单的清洁方式是冷水洗涤后用中碱性肥皂或洗洁精轻轻揉洗镜片，然后清水冲净后用棉质毛巾或纸巾吸净水分即可。

（4）眼镜的放置

小朋友摘脱眼镜放在桌面时注意不要让镜片与其他物体特别是坚硬物体相摩擦。平时临时放置时应镜片朝上，更不能随意放入口袋或包中，那样极易使表面镀膜层擦伤或镜架变形。

（5）日常使用环境

镜片应避免接触高温和酸、碱类化学物。不能将眼镜放在太阳直射的地方或暖气设备上，以防眼镜变形、褪色。

（6）低龄儿童佩戴框架眼镜的注意事项

低龄儿童佩戴框架镜后应注意尽量避免参加危险、剧烈的运动，以免眼镜破损后对眼睛或面部造成不必要的损伤。

综上所述，小朋友们佩戴框眼镜后要经常对其督促和宣教，这样才能安全、良好、舒适地佩戴眼镜，延长眼镜的使用寿命。

👁 71. 儿童如何选择合适的眼镜？

当孩子需要佩戴眼镜，如何选择合适的眼镜，也是很多家长困扰的问题，需要考虑并结合多方面因素。

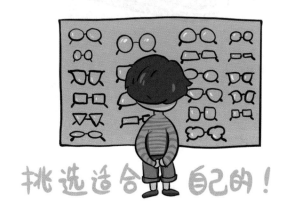

（1）颜色和外观

很多家长会认为，孩子什么都不懂，选择眼镜不用听孩子的。其实儿童的喜好才是选择眼镜的首要因素。眼镜再贵、再好，如果小朋友不喜欢、不愿意戴，那就没有任何作用。如果颜色和外观都是孩子自己喜欢或挑选的，那么他们就会主动积极地去戴眼镜。所以建议在选择眼镜颜色和外观时，尽量多听取孩子的意见。

（2）佩戴尺寸

眼镜架大小要合适，佩戴后不应对孩子的行动自由造成限制，尺寸取决于眼睛的大小以及儿童双眼之间的距离。同样，眼镜不能压到儿童的脸颊产生压痕和不适。另外，眼镜尺寸需适应脸型，以便让孩子能够朝各个方向有清晰的视野。不建议为了让孩子能戴久一点而购买大一号的眼镜。由于小孩比较好动，所以镜腿的末端最好有镜绳或防滑耳钩，可以有效避免镜架佩戴过程中发生耳后滑脱或压迫鼻梁等现象。这一点对于学龄前儿童显得尤为重要。

（3）材质选择

眼镜架使用的材料应该符合儿童好动的天性，也就是说材质应该结实耐用、防断裂并且质地轻盈。

1）硅胶材料的镜架适合低龄儿童，尤其是学龄前儿童：有一定的柔软性、不变形、不产生有害物质，长期使用不易褪色，基本无毒无味，具有极好的防滑性能，与皮肤接触无任何不适反应，柔软舒适。

2）树脂眼镜架适合小学生：较轻，鼻托比较低，在佩戴时不会影响小孩鼻梁骨发育。此类眼镜架颜色丰富多彩，价格也实惠，发育期儿童需要比较频繁更换眼镜，比较合适。

3）纯钛眼镜架适合中小学生：更轻巧，富有弹性，耐腐蚀。有些孩子对镜框会有皮肤过敏症状，尤其是对镍，这时建议选择由纯钛制成的眼镜架，不易落色并且大多数肤质都能良好适应。另外，再加上一层抗过敏镀膜也可以将过敏反应风险尽可能降低。

（4）镜架镜片与瞳距数值匹配

通过查看眼镜框的数据，检查儿童瞳距与镜片光学中心数值是否统一，以达到佩戴舒适、矫治视力与视功能的真正目的。加工时一定要依照小孩的瞳孔距离，调整好镜片的光学中心移位，相对移位越少的镜框和镜片戴起来会越舒服。同时也要提醒大家，一定要到正规医院给孩子检查、验光和配镜。

（5）高度近视的选择

近视度数高的儿童建议选择略小框的眼镜，因为本身镜片周边厚，在保证良好视觉成像的情况下选择略小的镜架框可以在加工时磨掉厚边，从而保留中央薄边，增加美观的同时又可以减少眼镜重量。

（6）儿童运动眼镜

我们提倡保护视力，增加户外运动。对于运动类型眼镜的要求是"安全、安全、还是安全"。市面上树脂镜片和 PC 镜片的抗冲击力均很强，一般是 8 ~ 10 千克/厘米^2（1 千克力/厘米^2＝9.8 × 10^4 帕），比玻璃镜片高几倍。轻盈的树脂镜片加上树脂镜架是运动首选。此类镜片遇到撞击后不易破碎或只有龟裂。剧烈运动会使眼镜架快速滑动并且造成不便，所以镜腿上的松紧带可以绕在脑后以确保眼镜能固定良好。目前，许多高品质的儿童眼镜已经能够适合于体育运动。当然现在也有针对不同运动生产的专业儿童运动眼镜，防护性能更好。若小孩喜欢游泳，则可以购买带有处方镜片的游泳眼镜。

此外，配镜后眼镜整形、核查镜片、随访验光三联动，也很重要，以使孩子佩戴的眼镜一直能处于良好的状态，并让孩子能够获得清晰良好的视觉。

👁 72. 听说 OK 镜可以延缓近视发展，什么是 OK 镜？

角膜塑形镜，英文全称 orthokeratology，简称 Ortho - K，即我们通常所说的 OK 镜。它是一种特殊设计的硬性透气性隐形眼镜，直径小于普通的软性隐形眼镜。OK 镜从 20 世纪 60 年代起问世走到今天，经历了 4 代塑形镜改革，其设计、材料、工艺、护理和验配人员的规范化等都在不断规范和改进。

OK 镜设计原理是通过逆几何设计，合理改变角膜前表面的形状，从而改变角膜曲率，降低眼屈光度，暂时性地降低近视度数，提高裸眼视力。这一原理与激光手术相似，只是激光是永久性地磨削角膜，而 OK 镜作用于角膜前表面（角膜上皮），不改变角膜内部组织，停戴角膜塑形镜后可以恢复角膜原有的形态结构，是一种可逆的屈光矫正方式。

佩戴方式通常为夜间睡眠时佩戴，佩戴时间为 8～12 小时，早晨醒来后取出镜片。通常白天可以达到比较好的裸眼视力，一般不用佩戴任何框架眼镜即可维持一天的清晰视觉，同时能有效遏制青少年近视的快速进展和延缓眼轴增长。

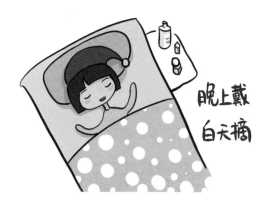

OK 镜的镜片采用和日戴硬性角膜接触镜相同的高透氧材料，全球使用最多的是美国 BOSTON 公司的 XO 系列，材质较坚硬但具备一定的弹性，同时具有良好的湿润性、透氧性和透光率，无过敏及毒性反应，安全性高。目前，临床应用的第四代 OK 镜对材料有相应要求，透氧系数（DK 值）代表镜片允许氧气通过的能力，数值越高透氧性能越好，越能保护角膜健康，应＞90；湿润角越小，佩戴越舒适；肖氏硬度代表镜片抗压耐碎能力，数值越高代表抗压能力越强。

目前，可选择的 OK 镜的品牌还是比较多的。比如，美国的CRT、欧几里得（EUCLID）、菁视（C&E），中国的梦戴维（合

肥）、亨泰（台湾地区），日本的阿尔法，韩国的露晰得
（LUCID）等。不同品牌 OK 镜的作用原理基本相同，主要区别在
于镜片材料、加工工艺和设计上，很难简单评价优劣。根据检查结
果和专业医生的指导，验配寻找最适合自己角膜的一款镜片才是最
佳选择。

另外，OK 镜的验配是一种医疗行为，必须在专业眼科医师或
视光师指导下进行。

👁 73. OK 镜控制近视发展的原理是什么?

OK 镜是一种非手术、可逆的、无创的物理矫正和控制近视的
有效方式，其作用机制与激光治疗近视有着本质的区别，是目前儿
童青少年期控制近视进展的主要手段之一。

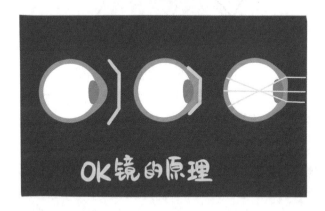

OK 镜采用了中间平坦，周边逐渐陡峭的逆几何形态的特殊设
计。目前，普遍应用四弧设计的 OK 镜，包括中央基弧（BC）、反
转弧（RC）、定位弧（AC）及周边弧（PC）。每个弧段的作用分

别是：基弧压平角膜前表面，降低近视度数；反转弧使泪液聚集，重塑角膜上皮分布；定位弧起到镜片定位稳定的作用；周边弧使镜片边缘翘起引导泪液进入镜片，起到泪液交换作用。总的来说，OK 镜的原理是通过镜片与泪液层的不均匀分布，角膜上皮结构重新分布，逐渐使得角膜中央曲率变得平坦，屈光度降低，从而达到暂时降低近视度数的作用。

目前，关于近视的发病机制尚未完全明确，且无有效的治疗手段。最常见的近视为轴性近视，即眼轴不断增长所致。轴性近视常常开始于儿童时期，并在青少年发育时期增长显著，部分近视患者如不予以控制，可进展为病理性近视，导致眼底病变，是视力损伤甚至致盲的重要原因之一。目前，较为普遍接受的 OK 镜控制近视增长的原理是"近视离焦"原理。研究发现，近视矫正不仅需矫正中心视力，同时还应使周边视网膜的屈光状态近视化，使周边部焦点成像在视网膜前方，产生近视性离焦。

佩戴框架眼镜可矫正中心视力，提高远视力，但周边部成像在视网膜后方，为相对远视状态，故不能有效地控制近视进展。OK 镜由于其特殊的逆几何设计，在佩戴过程中不仅可保证中心视力得以矫正，同时使佩戴者周边网膜焦点落在视网膜前方，有利于控制眼轴增长，从而控制近视增长。这一控制原理通过国内外临床研究观察得到验证。当然近视控制并不能一概而论，存在很多影响因素及个体差异，所以并不是每一个佩戴 OK 镜的儿童都能有效控制近视的增长。

👁 74. OK 镜控制近视发展效果好吗？

随着佩戴 OK 镜的儿童越来越多，是不是所有佩戴 OK 镜的小朋友都能有效地控制近视增长呢？答案是否定的。

目前，临床上 OK 镜控制近视的作用虽然被广泛肯定，但具体效果却因人而异。影响 OK 镜控制青少年近视发展的因素主要有基础近视屈光度、角膜曲率、瞳孔直径、光学区偏中心距离、角膜塑形镜的设计、个体差异、是否联合药物治疗及联合框架眼镜治疗等，以下做些简单概述。

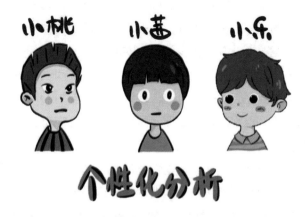

国内外报道的 OK 镜控制疗效有一定差异，和上述列举的多种影响因素相关。报道的控制近视有效率 Santodomingo-Rubido 为 32%、Walline 为 43%，同时有循证医学回顾统计发现随访 1 年后 OK 镜组近视控制率为 66.6%，随访 2 年后为 51.3%。

影响 OK 镜控制近视发展的因素主要如下。

（1）角膜曲率

OK 镜能引起周边角膜屈光度发生显著变化，患者角膜屈光度及子午水平线上的角膜屈光力会发生明显变化，周边视网膜也会产生近视性离焦。研究表明，对于佩戴 OK 镜的近视儿童，可以通过基础角膜曲率在一定程度上预判近视儿童的眼轴增长速度。其原因可能为相对较高的角膜曲率，OK 镜可以诱导产生更多的相对近视性离焦作用，从而延缓眼轴增长，控制近视。

（2）瞳孔直径

有研究发现瞳孔直径越大，眼轴增长越慢。其原因可能为瞳孔直径的大小直接影响进入眼内的光线量，较大的瞳孔能使周边视网膜接受更多光线刺激，产生更多近视离焦量，从而较好地控制近视。

（3）年龄和基础近视度数

目前普遍认为，戴镜者的初始年龄及基础近视度数明显影响OK 镜控制近视儿童眼轴增长的速度。一般认为年龄越小，基础近视度数越低，相对近视发展越快。

（4）有无联合药物治疗

阿托品是一种非特异性乙酰胆碱能受体拮抗剂，可以通过作用于巩膜而延缓眼轴增长来控制近视发展，是能有效减缓近视发展和控制眼轴增长的药物。不少研究发现 OK 镜联合低浓度阿托品滴眼液治疗表现出更好的近视控制效果。

综上所述，OK 镜对青少年近视的控制效果已被越来越多医生认可，但控制效果和上述列举的多种因素干扰有关，需要个性化分析，观察每一位近视小朋友的临床疗效。另外，要提醒家长和小朋友，戴了 OK 镜并不代表买了保险，还是要注意良好的用眼习惯，否则近视一样会快速发展。

👁 75. 小乐现在可以戴 OK 镜吗？

小乐经过扩瞳验光后，确定为右眼 50 度近视加 50 度散光，左眼 100 度近视加 50 度散光，已经确诊为真性近视，目前能佩戴 OK

镜吗？杨医生需要从小乐的近视程度、眼部条件、家长意向及 OK
镜配适情况来最终确定他是否可以佩戴 OK 镜。

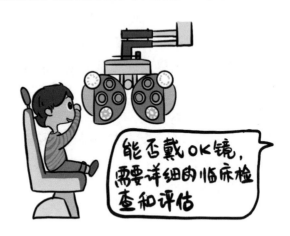

（1）OK 镜的适应证

1）年龄：8 岁以上，有一定自理能力。

2）近视度数：近视度数－0.75DS（75 度）～－5.00DS（500 度）。

3）顺规角膜散光≤1.50DC（150 度）或＜1/2 球镜度、逆规散
光≤0.75DC（75 度）且验配需慎重。

4）角膜平坦 K 值在 40.00～46.00D，角膜过平或过陡需由有
经验的医生酌情考虑处方。

5）瞳孔形态及大小正常。

以上的适应证并非完全绝对，具体问题需详细检查并探讨。

（2）OK 镜的禁忌证

1）近视度数－6.00D（600 度）以上。

2）角膜平坦 K 值＜39.00D 或＞46.50D。

3）角膜其他病变。

4）圆锥角膜倾向。

5）严重干眼。

6）中重度结膜炎等。

7）无法配合定期随访。

（3）佩戴 OK 镜前的检查和评估

目前，小乐右眼屈光度数未达到 OK 镜验配要求，左眼的屈光度在适应证范围内，那最终能不能佩戴 OK 镜呢？还需要进一步详细周全的临床检查，包括眼部基础检查和试戴验配过程。

1）一般检查：视力（裸眼视力、矫正视力）、眼位、结膜、角膜、前房、虹膜、晶状体、玻璃体及眼底等眼科常规检查。

2）OK 镜验配相关检查：主客观验光、双眼视功能、眼部生物学参数测量（角膜曲率、角膜直径、角膜厚度、眼轴等）、角膜地形图、角膜内皮细胞计数、眼压、泪液质量检查（Schirmer 试验、泪膜破裂时间）等检查。

3）试戴镜片的配适评估：根据角膜曲率平坦 K 值，结合角膜地形图了解角膜散光量和形态以及 e 值等相关参数来确定试戴镜片。荧光素染色后用裂隙灯钴蓝光进行观察和评估，若适配状态不佳，应取下镜片，重新调整试戴镜片参数，直至达到可以接受的适配状态。典型适配良好的镜片为定位良好、上下活动度在 1 ~ 2 毫米，以及各弧段染色符合其相应的标准。试戴成功后，有经验的医师还会根据试戴情况对最终定片参数进行调整。

综上所述，小乐最终能否佩戴 OK 镜，需要经过详细的临床检查及评估。所以，有近视的小朋友要配 OK 镜需要找到有经验的医生，进行专业化的诊疗和个性化的镜片定制，后续还需要良好的依从性。

👁 76. 戴 OK 镜有什么注意事项？

小乐成功地验配了 OK 镜后，有什么需要注意的呢？杨医生就小乐在 OK 镜的日常佩戴、护理及佩戴后的复查等几个重要环节对小乐爸妈和他进行了宣教。

　　首先要学会 OK 镜正确的摘戴方法。因为 OK 镜是硬性角膜接触镜，和软性接触镜相比，刚开始摘戴时会有一定的恐惧心理。所以，必须认真学习正确的操作方法，克服紧张、害怕的心理，规范地摘戴操作是不会损伤角膜的。当然，如果遇到特殊情况时，比如睡前戴 OK 镜戴偏了、戴上后发现镜片后有气泡、早晨醒来后镜片摘不下来、摘镜时找不到吸棒等情况时不要紧张。我们对初戴者来取镜片时的现场宣教都会一一讲解可能遇到各种意外时的处理。所以，来取镜片时，准备平时给小朋友戴镜片的家长和小朋友要一起来，认真听医生讲解各项注意事项。万一遇到处理不了的情况，可以联系验配的医生或及时到附近医院就诊。

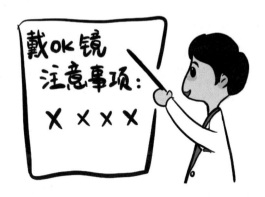

　　其次，要安全、舒适地佩戴 OK 镜，日常护理也非常重要。我们知道通常情况下一副 OK 镜使用寿命是 1 年半左右，同时 OK 镜的定做周期需要 1 个月，当其需要更换时，不像市面上软性隐形眼镜，有日抛、月抛等，随时能够便捷地购买到。所以，日常护理尤为重要。这里不详细阐述具体的操作过程，但需要重点说明的是，对于硬性角膜接触镜有自己专用的护理液，不能和别的软镜护理液通用。因为软镜护理液的护理和消毒效果达不到硬镜相应的要求，长期使用也可能会损伤到镜片。佩戴前，将护理液中浸泡的镜片取出后，用生理盐水或是新更换的凉白开水冲净后再佩戴。同时摘戴OK镜的小工具（镜盒及吸棒）也需要定期清洁，一般1个月左右更换。所有的护理产品打开后不能长期使用，一般建议不超过3个月。在疫情期间，我们应更加强调摘戴时手卫生的重要性，避免眼部感染。

再次，我们要知道哪些情况下需要停戴OK镜。

（1）全身情况

身体出现不适。比如，感冒发热、严重的鼻炎，或全身状况较差时需停戴OK镜。因为自身抵抗力下降时容易感染细菌、病毒等，我们的眼睛也不例外，待身体状况恢复后才能继续佩戴OK镜。

（2）眼部情况

如果小朋友的眼睛发炎了，或受到外伤，出现眼红、眼痛、流泪及畏光等不适，需及时停戴，并且建议去眼科专科就诊，待眼部情况完全恢复后才能继续佩戴。

（3）镜片情况

除了每天清洁镜片，也需要检查镜片有无明显的划痕、磨损，边缘有无缺口等。如有相应情况应及时停戴，并让医生查看是否需要更换镜片。

（4）特殊情况

长时间出门，携带或清洁OK镜不方便，建议停戴。

最后，佩戴OK镜后需要严格按照规定的时间复查，才能及时发现小朋友的眼睛及镜片有无异常，同时也能较为全面地了解小朋友的近视变化情况，客观地分析佩戴OK镜后对其近视的控制效果，为后续进一步的近视防控及时调整治疗方案。

综上所述，OK 镜不像框架镜或软性隐形眼镜那样使用简单，佩戴、护理、保养及复查等各个环节都有很多注意事项。所以，有意愿佩戴 OK 镜及已经验配了 OK 镜的小朋友和家长都需要全面详细地了解，才能安全、舒适地佩戴 OK 镜。

👁 77. OK 镜护理麻烦吗？

通过眼科医生和视光师的协同努力完成了 OK 镜的验配，只是刚迈出了近视防控的第一步。家长和孩子在取镜时需要学习并掌握包括戴镜、摘镜、清洗、护理等方法。因为家长与医护人员现场接触时间较短，但相关护理知识和健康教育对患儿戴镜的安全与效果又十分重要。因此，建议家长在等待镜片的这段时间就要先学习相关知识，也可以向有经验的爸妈多请教，等到自己实际操作时就不至于手忙脚乱了。总体而言，OK 镜相关的护理对于初学者来说具有一定难度，现将 OK 镜的基本护理梳理如下。

（1）睡前戴镜（熟练后约 3 分钟）

准备：镜子、脸盆、毛巾，剪短指甲。用肥皂和流动水清洗双手，尤其是手指，甩干双手或用不留屑的纸巾擦干。

戴镜：将浸泡在硬镜专用护理液 2 小时以上的镜片从镜盒中取出，用生理盐水冲洗镜片上残留的护理液，再将镜片凸面置于示指尖上，在镜片凹面点一滴润滑液，叮嘱小朋友双眼注视前方镜子，两手中指拉开上下眼睑，示指将镜片轻轻附着于角膜（黑眼珠）中央，移开示指，再慢慢放开眼睑，对镜检查镜片是否在角膜上。

（2）晨起摘镜（熟练后约3分钟）

准备：摘镜前在眼中滴入1~2滴润滑液，眨眼数次，1分钟后确认镜片在角膜上并能随眨眼滑动后再取下镜片。

摘镜：同戴镜手法一样，两手中指垂直拉开上下眼睑，拉下眼睑的手拿吸棒，把吸盘对准镜片边缘取镜（切忌贴在镜片正中央），轻轻转动吸盘往眼外取出镜片，然后松开眼睑。用示指和拇指捏住镜片，将镜片从吸盘上轻轻滑下，以免损伤镜片。

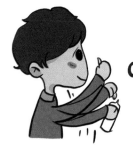

OK镜的护理

（3）镜片清洗（熟练后约3分钟）

将镜片凹面向上置于掌心，滴3~5滴硬镜护理液，用右手无名指指腹从中央向周边进行搓洗，一个方向洗20次后，旋转镜片180度后进行相同操作，然后用生理盐水反复冲洗，再将镜片放入护理液或过氧化氢（双氧水）中浸泡，进行清洁、杀菌、消毒及清除蛋白。

（4）注意事项

1）角膜塑形镜每天戴镜时间一般不少于8小时，不多于12小时。

2）忌用自来水冲洗镜片。

3）发热、重感冒、严重腹泻等免疫力下降时请勿戴镜。

4）严格按照医师和视光师要求进行镜片清洗、护理及定期复查。

5）戴镜初期会有不适感，可能出现异物感、流泪等症状，应闭上眼睛，适应片刻，不可用力揉眼，以防损伤角膜。若无法适应，应取下镜片重新清洗后再戴。若出现刺痛感、眼红，则应停戴，并尽快到医院就诊。

6）戴镜后应检查镜片是否位于角膜中央。错位时，可通过转动眼球使镜片归到正位；若不行，则摘下镜片，重新佩戴。

7）镜片不易取下时，切忌硬取，可再滴润滑液，并眨眼数次后再取。

8）只能使用镜片专用护理产品，并每日更换镜盒内护理液。戴镜时勿使用眼药水。

9）护理产品保质期以说明书为准，过期请勿用。

10）镜片左右不可反戴。

11）镜片易碎，切忌用力过猛挤压镜片。镜片不可用热水冲洗，遇热易变形。

12）吸棒及镜盒建议更换周期为 1 个月左右。

综上所述，OK 镜是一种非常特殊的屈光矫治的镜片，而且接受验配矫治者以儿童青少年居多，其风险防控尤为重要，需要家长及孩子熟知护理流程并熟练操作。对于初学者来说，需要 1 小时左右来掌握 OK 镜的相关护理知识，通常在佩戴 1 周左右后操作基本熟练，每天只占用 10 分钟左右的时间。虽稍显烦琐，但贵在坚持。

👁 78. 戴 OK 镜有什么风险？

尽管大量的临床观察和文献报道均证明了 OK 镜对近视防控总

体的有效性和安全性，但是，以过夜佩戴镜片为主要矫正方式及其镜片的特殊设计使 OK 镜引起并发症的概率比佩戴其他接触镜要高。因此，有必要事先告知家长常见的并发症和有效的防控措施，将风险降至最低。

（1）哪些人不适合戴 OK 镜

1）对 OK 镜的潜在风险不了解或不重视，无法保证随访时间者不宜佩戴 OK 镜。

2）糖尿病患者、类风湿关节炎等免疫性疾病患者、严重过敏患者和精神病患者不适合佩戴 OK 镜。

3）存在眼部活动性炎症、严重干眼或角膜病变和其他器质性眼病如青光眼、眼底病等以及独眼患者均不适合佩戴 OK 镜。

4）个人卫生不良者、居住卫生环境不佳者不适合佩戴 OK 镜。

5）无法保持手部或脸部清洁者不适合佩戴 OK 镜。

6）由于 8 岁以下儿童自理能力较差，不建议为 8 岁以下儿童验配 OK 镜。

7）角膜形态过于陡峭或者不规则明显者，眼压过高（＞21 毫米汞柱）或过低（＜10 毫米汞柱）者均应谨慎验配。

8）近视＞500 度、散光＞150 度者不适合佩戴 OK 镜。

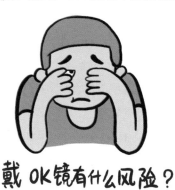

戴 OK 镜有什么风险？

（2）可能出现的风险

1）角膜染色：这是佩戴OK镜后最常见的并发症。引起角膜染色的常见原因有镜片配适不良、镜片设计降幅过大、镜片污损、干眼、镜片黏附、机械损伤和护理液毒性反应等。角膜染色较轻者可不需处理，摘镜后数小时至1天内可自行修复；较重者可有明显不适症状，需局部使用修复角膜上皮的滴眼液，有伴眼红、眼分泌物增多者局部使用抗生素类滴眼液。需加强佩戴者护理宣教以及确认是否需更换镜片。

2）角膜浸润：由于缺氧或局部刺激等引发炎症反应，角膜缘血管扩张、渗出液侵入角膜引起角膜局部肿胀或混浊，可能与镜片污损、配适不佳及佩戴者身体状况不佳等有关。必要时，可使用抗生素或抗炎滴眼液。需加强佩戴者护理宣教以及确认是否需更换镜片。

3）角膜铁线（色素环）：是在角膜中心6~7毫米直径区出现的环形或半环形棕色沉淀，是泪液中含铁血黄素沉积在镜片反转弧区的上皮细胞基底层所致。其出现往往与镜片配适不佳、泪液循环差、镜片使用时间过长等有关。通常更换新镜片或停戴一段时间后角膜铁线会消失，对视力无影响。

4）重影或眩光：在戴OK镜1个月（塑形效果基本稳定）后仍主诉有明显的视物重影和炫光（在视野内由于远大于眼睛可适应的光亮而引起的不适或视力降低的感觉），则需要引起重视。其主要原因是镜片偏位或睡姿不良引起的角膜散光增大等，通常需要调整更换镜片，停戴后一般可恢复正常。

5）角膜感染：是戴OK镜比较少见的但却最严重的并发症，往往与佩戴者依从性差相关，镜片的污损、过期使用、镜片变形、护理不当以及忽略定期复查是主要的原因。目前，报道的佩戴OK

镜引起的角膜感染中最严重的病原微生物是铜绿假单胞菌（绿脓杆菌）和棘阿米巴原虫。如果角膜感染进展迅猛或迁延难愈则会形成感染性角膜溃疡，可能会在治愈后遗留角膜瘢痕，造成不可逆的视力损害，严重者应及时转诊至角膜病专科进一步诊治。

综上所述，目前已有足够的证据表明，佩戴 OK 镜是安全矫正近视和控制近视发展的有效方法。但是，也需要结合患者家庭良好的依从性、严格的相关护理、定期的常规随访以及对风险的足够认识，才能最大程度地实现 OK 镜对个体治疗的疗效及安全性。

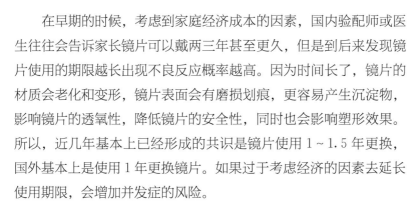

79. OK 镜多久需要更换？要戴到多大年纪？

在早期的时候，考虑到家庭经济成本的因素，国内验配师或医生往往会告诉家长镜片可以戴两三年甚至更久，但是到后来发现镜片使用的期限越长出现不良反应概率越高。因为时间长了，镜片的材质会老化和变形，镜片表面会有磨损划痕，更容易产生沉淀物，影响镜片的透氧性，降低镜片的安全性，同时也会影响塑形效果。所以，近几年基本上已经形成的共识是镜片使用 1 ~ 1.5 年更换，国外基本上是使用 1 年更换镜片。如果过于考虑经济的因素去延长使用期限，会增加并发症的风险。

同时，根据复查时检测到的镜片、屈光、角膜和适配情况，也可能需要在医生指导下提早更换镜片。一般而言，提早更换镜片的情况有以下几种：①镜片磨损或划痕过于严重；②镜片出现明显的碎裂、缺口或变形；③考虑镜片配适不佳引起严重的角膜染色、角膜浸润、重影炫光等并发症；④近视发展过快或角膜形态发生明显改变，原镜片已不合适。

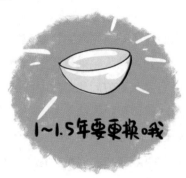
1~1.5年要更换哦

至于 OK 镜要戴多久，目前还没有明确的限定。对于成年人来说，因为其眼球已经基本发育完成，所以只要注意爱眼、护眼，即使不佩戴 OK 镜，近视一般也不会有明显的加深（病理性近视除外）。若无其他疾病，视力也不会发生太大的波动。但儿童青少年则不然，他们本身处在生长发育的快速期，眼球发育也是如此，近视度数往往会在学龄期迅速上升，所以在此时佩戴 OK 镜对于近视防控最有意义。

随着孩子逐渐长大，一般在 16～18 岁，眼球发育慢慢趋向于稳定，通过定期的复查显示近视发展速度缓慢或基本已不发展，可以选择停戴。当然，也会遵循家长和孩子的意愿。有些孩子习惯夜间佩戴 OK 镜，白天不戴眼镜，如果没有明显并发症的前提下可以继续选择佩戴 OK 镜来替代框架眼镜，并没有年龄上的限制，成年后依旧可以佩戴 OK 镜。只是考虑到 OK 镜的经济成本、占用的时间、使用寿命以及并发症发生的可能性等，并不推荐近视稳定后仍常年使用 OK 镜来替代框架眼镜。

👁 80. 怎么选择 OK 镜?

目前，市面上 OK 镜主要的差别在于不同的设计，而材质上差别不大，对近视进展的控制效果也没有明显的不同。目前，也没有不同设计或不同品牌的 OK 镜对近视控制存在显著差异的报道。所以不同品牌的 OK 镜之间在效果方面并没有孰优孰劣，如何选择各方面都适合自己的 OK 镜才是最重要的。

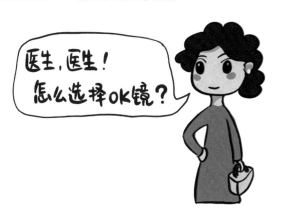

　　如何选择合适的 OK 镜？目前主要是通过小朋友眼部条件和试戴评估来确定的。试戴评估主要依赖试戴片系统，它是由不同方面组合参数（镜片曲率、镜片直径、镜片对应近视度数及镜片环曲面设计等）按一定间距分布立体排列的上百片试戴用镜片组成的。不同品牌 OK 镜因材料、设计不同，有其特定的试戴片系统。

　　临床验配中会通过事先的系列检查来确定初次试戴用镜片的各种参数，取出对应参数的镜片来给患儿进行佩戴。之后会经由具有专业资质的医生来确定此片是否合适孩子，主要根据镜片的整体松紧、镜片的大小直径、镜片在角膜上是否保有适当的活动程度、镜片的位置是否偏离中心以及镜片对泪液的循环流动是否造成过度影响等来判断。

　　如果确定镜片初步合适，会叮嘱小朋友戴着镜片闭眼休息，也就是模拟睡眠状态。闭眼一段时间后会重新评估上述情况，经由再次评估后才会最终确定镜片的各项参数。如果发现镜片存在不合适的情况，会重新调整镜片的参数或者品牌，并使用对应的另一试戴用镜片进行试戴，再重复评估过程。

因为整个试戴过程需要较强的专业知识与资质，而且家长此时并未受过戴镜、摘镜的培训，所以须在医生的全程指导下进行。在最终确认好镜片参数结束试戴后，医生会与家长进行谈话签字，告知 OK 镜的注意事项以及可能的风险等，然后才会向镜片生产厂商发送数据制作镜片。所以，每一片 OK 镜都是量身定制的。不同厂商镜片的制作和送达周期不尽相同，进口的镜片可能会超过 1 个月。

由于 OK 镜初次试戴时比较容易产生异物感及流泪增多等情况，所以部分患儿可能产生抵触及厌恶情绪。此时，家长可以进行沟通与疏导。一般而言，OK 镜佩戴不久孩子就会逐渐适应，异物感及流泪增多的表现会明显减轻。但仍存在部分患儿由于各种原因接受不了 OK 镜带来的不适感，根据医生判断可能会终止试戴。

另外，哪怕眼部条件符合验配标准，并不是所有的孩子最终都能适合佩戴 OK 镜。例如，角膜太过平坦或陡峭、角膜直径过大或过小、角膜散光过高、角膜的不对称性过大或眼睑的力量过大等都可能最终导致无法成功验配 OK 镜。

由于不同设计、不同品牌的 OK 镜之间确实存在着一定经济成本上的差异，在不影响适配性的前提下，医生也会在这方面参考家长的主观意愿。

综上所述，怎么选择 OK 镜很大程度上是医生所面临的问题，对于家长而言，除了对流程有一定了解以外，更重要的是做好孩子的沟通疏导工作，配合医生一起顺利地完成试戴验配工作。

81. 如果小乐以后近视度数超过 500 度，还能戴 OK 镜吗?

OK 镜是利用逆几何设计改变角膜前表面形态，从而暂时性降低近视度数，提高裸眼视力的屈光矫治方法。但这种方法降低近视度数的效果有限，一般用于近视度数 600 度以下的人群。当然，矫治效果也与佩戴者自身角膜生物力学特性、近视程度、角膜形态及患者依从性等诸多因素有关。近视度数超过 500 度以后，出现不能完全降低近视度数的情况会相对增多。这样，白天还需要戴框架眼镜。所以，目前国家规定 OK 镜的适应证是近视度数 500 度以下。

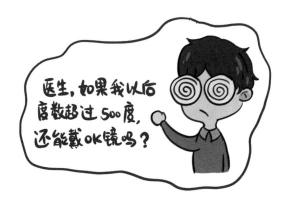

但也不是说超过 500 度以后就绝对不能佩戴，因为 OK 镜主要有两大作用：一是晚上佩戴后白天不用戴眼镜；二是延缓近视的发展。有研究表明，对于近视度数已经超过 500 度的孩子，可以采取晚上佩戴 OK 镜（只矫正 500 度），白天戴框架眼镜（矫正残留部分的近视），这样比只戴框架眼镜的孩子，近视度数要发展慢。所以，对于近视度数过高的儿童，又想控制近视发展，可以采取这种办法。

另外，根据国外的研究报道，对于近视超过 600 度的孩子，也研发出了针对高度近视设计的 OK 镜，甚至最高可达 1 000 度。但目前国内尚无此类镜片，而且近视度数太高，佩戴 OK 镜后发生各类并发症的比例也会增高。

综上所述，关键还是要从小培养孩子良好用眼习惯，平常多增加户外活动。如果选择佩戴 OK 镜就坚持使用，尽可能地把近视度数控制在 500 度以内。倘若由于配 OK 镜的起始近视度数较高或本身近视发展过快等因素使近视度数超过 500 度了，可以采取晚上佩戴 OK 镜，白天戴框架眼镜的方法。假如近视度数超过 600 度或更高，还是建议停止佩戴 OK 镜。

82. 停戴 OK 镜后，近视会反弹吗？

目前，近视的矫正方式众多，但 OK 镜有着不受年龄限制、可逆、可预测、非手术等特点。随着镜片设计和加工工艺的提高，规范、严谨、科学的验配随访流程推广，家长对 OK 镜的认知度及依从性的提升，很大程度提高了佩戴过程的安全性，使 OK 镜在近视控制和治疗方面发挥了积极作用。近年来，佩戴者数量逐年增高。

那么，说起可逆性，有些家长可能会问在孩子停戴 OK 镜后，近视度数会不会反弹？下面就对此做一解释。

OK 镜在夜间睡眠时戴上，通过镜片与角膜以及表面泪液的相互力学作用，重塑角膜前表面的形态，从而暂时矫正近视度数，并且降低近视的发展速度。但这种角膜的形态改变只是暂时的，在停戴 1 周后 OK 镜所引起的角膜形态改变就会回弹大部分，在停戴 1 个月后基本恢复为原始角膜的状态，这个时候则需要佩戴相应度数

近视的治疗

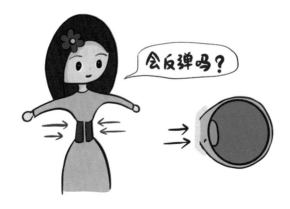

的框架眼镜。也就是说 OK 镜的作用并不是永久地降低佩戴者的近视度数，而是使近视增长的速度得以降低，特别是对学龄阶段近视度数增长普遍最快的儿童青少年。

虽然停戴以后本身的近视度数弹回来了仍要佩戴框架眼镜，但是由于控制效果而减少增长的那部分度数不会因为停戴而弹回来。打个比方，如果孩子本来近视 100 度，原本是以每年 100 度的速度增长，使用 OK 镜后的增长速度降低到每年 50 度，那么使用 1 年停戴后的近视度数是 100 度＋50 度＝150 度，而不是 100 度＋100度＝200 度。

在停戴以后如果不继续使用 OK 镜，那么孩子近视增长的速度会开始复原，一般都会超过戴 OK 镜时的速度。根据相关研究报道，哪怕增长速度开始复原，也不会明显超过原本的增长速度。也就是说，并不会因为停戴 OK 镜而使得近视增长的速度比原来不戴OK 镜时的速度还要快。

综上所述，在佩戴 OK 镜的情况下，停戴后近视反弹的只是原本的近视度数加上戴 OK 镜后难免继续增长的近视度数，而减少增长的那部分近视度数是会一直保持下去，并且不会反弹。

👁 83. 哪里可以放心验配 OK 镜?

OK 镜是一项非常特殊的屈光矫治方法,而且接受验配的矫治者以儿童青少年居多,其风险防控尤为重要。风险防控是一项综合性工作,涉及多方合作及相互监督,包括验配机构和人员的规范执行、佩戴者的科学认知和随访依从性、合格产品的流通和保障服务等。针对 OK 镜验配这一特殊医疗行为,验配机构需要有一套完善的并发症防治和应急处理保障机制,才可能最大限度地降低戴镜的安全隐患。因此,对于验配机构有以下几个要求。

(1)人员资质

验配团队必须由有资质的医师、视光师和相关辅助人员等构成。需要经过 OK 镜验配规范培训,并由具有一定眼科疾病处理经验的眼科医生作为主导人员来负责 OK 镜的验配。专业技术人员或辅助人员均应接受相关知识和技能培训并考核合格。

(2)机构资质和设施要求

验配机构必须是合法医疗机构,具备验配 OK 镜的法定(规定)资质。

验配场所基本要求:候诊室、检查室、验光室和佩戴室等,并具有良好的卫生环境。

验配机构必须具备:角膜地形图仪(8 毫米以上直径测量范围)、电脑验光仪(以可兼测角膜曲率为首选)、综合验光仪、验光试片箱、视力表、(非接触式)眼压计、裂隙灯显微镜、荧光素钠试纸及眼底镜等设备。有条件的机构,最好配备角膜内皮镜、可测量眼轴的光学生物测量仪等。

（3）制度管理

验配机构必须确定经营机构所销售的 OK 镜具有医疗器械产品注册证，以保证产品和标识具有唯一的可追溯性，保存和管理原始订单。验配机构严禁销售和使用无医疗器械产品注册证的 OK 镜和护理产品。

验配机构须建立规范验配流程，并通过管理程序，确保验配的规范执行。

验配机构须具有所有佩戴者档案管理制度。

验配机构应具有规范的镜片护理和镜片更换制度。

验配机构应具有不良反应申报制度。如发现产品使用中出现质量事故，须及时向所在地药品监督管理部门报告。如因使用 OK 镜出现不良反应，须及时向所在地药品监督管理部门委托的不良反应监测部门报告。

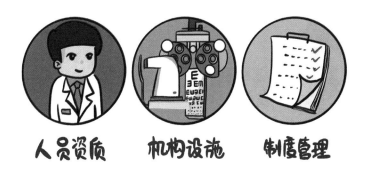

人员资质　　机构设施　　制度管理

总而言之，验配 OK 镜由于其专业性及医疗属性，是不能去一般眼镜店这种非医疗机构的。因为即便有相关经验的验光师可以进行验配，但后续的近视随访、并发症的发现及处理等问题非医疗机构是很难完成的，必须有眼科医生的保驾护航才能将风险降至最低。所以，验配 OK 镜要到正规且有相关资质的医疗机构才可以放心。

84. 小乐有过敏性结膜炎，能戴 OK 镜吗?

过敏性结膜炎是结膜对外界过敏原产生超敏反应所引起的炎症，以眼部瘙痒为主要症状，可伴有结膜充血、刺激性流泪及分泌物增多等症状。主要体征为结膜水肿充血、乳头增生等。要明确小乐能否佩戴 OK 镜，我们要先了解下过敏性结膜炎的分型。主要分为以下 5 型。

（1）季节性过敏性结膜炎

除了具有过敏性结膜炎的常见症状、体征外，本病常好发于某个季节，其中眼痒是患者最常见的主诉。多数致敏原是花粉，60%以上的本病患者伴有过敏性鼻炎。

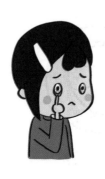

过敏性结膜炎?

（2）常年性过敏性结膜炎

本病致敏原以尘螨为主。部分患者的过敏症状及体征非常轻，缺乏特异性临床表现。

（3）春季角结膜炎

结膜乳头是本病的主要体征，多发于上睑结膜，本病严重者可合并角膜溃疡。大部分患者找不到过敏原因，与遗传、免疫因素有关。本病以男性为主，有一定自限性。一般青春发育期后自愈。

（4）巨乳头性结膜炎

本病以直径＞1 毫米的结膜乳头为主要临床特征，患者常有角膜接触镜、眼部假体或结膜缝线等异物诱因。

（5）特应性角结膜炎

本病除具有过敏性结膜炎的表现外，最主要的体征是面部伴发特应性皮炎，部分病情迁延患者甚至可出现睑球粘连和结膜囊狭窄。

过敏性结膜炎一般是无法根治的，只有少数过敏原可以通过脱敏治疗尽可能地让身体耐受。通常只能对症治疗，减轻或消除症状。那么，有过敏性结膜炎的儿童到底能不能佩戴 OK 镜呢？

在最初的验配阶段，医生一般会通过相关的问诊以及裂隙灯检查（包括角膜、结膜等情况）来判断小朋友是否适合佩戴 OK 镜。通常而言，如果是属于常年过敏性结膜炎和春季角结膜炎的孩子，医生一般不会建议佩戴 OK 镜。如果过敏症状严重，伴有角膜损害的患儿，医生会禁止验配 OK 镜。但如果过敏性结膜炎比较轻、发作频率比较低、用药后能迅速缓解、无角膜损伤的，一般不影响OK 镜的验配。

对于开始佩戴 OK 镜后出现过敏性结膜炎的情况，如果过敏症状和体征都较轻，在治疗后过敏症状得以有效控制，一般不影响夜间佩戴 OK 镜。但严重的过敏性结膜炎则最好停戴一段时间，在经过正规的治疗后，病情得到缓解控制，才能继续使用 OK 镜。当然，过敏性结膜炎的严重程度以及是否能继续佩戴 OK 镜仍需要由专业的眼科医生通过检查来判断。如果反复出现严重的过敏（如角膜并发症），或者出现镜片本身引起的严重巨乳头性结膜炎，医生会建议停止佩戴 OK 镜。

过敏性结膜炎的治疗主要依靠抗过敏药物，包括抗组胺药、肥大细胞膜稳定剂、双效抗过敏药物、糖皮质激素药物、非类固醇抗炎药和免疫抑制剂等。不同的药物适用于不同的病情，部分药物可能具有一定的不良反应，所以需要在医生的指导下使用，家长请避免自行购买或使用。

过敏性结膜炎的治疗只是缓解和控制症状，重在预防。所以对于佩戴 OK 镜的孩子有以下几个注意点。

1）减少花粉、粉尘等过敏原的刺激。

2）塑形镜片的护理液以及滴眼液的选择中尽量选择防腐剂较少的产品。

3）改善生活环境，如清除房间内的绒毛玩具和毛毯，注意床褥卫生，使用除螨产品等。

4）注意个人卫生及眼部卫生，勤洗手、勤洗脸，不要用脏手揉擦眼睛。

5）尽量避免使用眼部化妆品（如眼影、睫毛膏等）。

一旦眼睛出现眼红，伴有大量分泌物、刺痛、畏光等症状，需要立即停戴 OK 镜，并及时到专业的医院眼科就诊。切勿擅自用药，更不能置之不理。

85. 小乐现在需要用低浓度阿托品滴眼液吗？

近年来，阿托品滴眼液因被广泛地应用在各种控制近视进展的临床试验中而声名鹊起。很多家长都想给自己已经近视的孩子使用

阿托品滴眼液，以期达到控制近视进展的目的，甚至有些家长还会给没有近视的孩子使用阿托品滴眼液，希望可以避免发展成近视。那么，这些做法有没有问题呢？

首先，我们要了解阿托品滴眼液的基本作用。阿托品眼用制

剂最早应用于眼科，是作为散瞳药物以方便准确测量小朋友的屈光度数，或者作为治疗药物用于某些葡萄膜炎患者。近年来的各种临床研究，普遍认为阿托品滴眼液对于延缓近视的进展速度有一定的疗效。需要强调的是，延缓近视进展，并不等同于让近视完全不进展，更加不等同于治愈近视。以目前的医疗技术水平来看，近视本身在未来一段时间内都没有完全治愈的可能。近视一旦发生，在青少年儿童的生长发育期内一般会不断进展。所以，大家更应该关注的，一是尽量预防近视发生，二是在近视发生后尽量控制其增长速度。

其次，由于目前尚无有效证据表明阿托品滴眼液对预防近视有积极意义，对于尚未出现近视的小朋友，暂无必要使用阿托品滴眼液。而且，不应只依赖眼药水来预防近视，减少近距离用眼。注意用眼姿势和增加户外运动才是预防近视最安全、有效的方法。

此外，阿托品滴眼液作为药物，是存在一定不良反应的。为了避免过于强烈的不良反应，多数临床研究中采用的都是低浓度阿托品滴眼液。即便如此，仍然存在一小部分儿童出现不适症状。同样，阿托品滴眼液作为药物，其神奇的功效也不是百分百能发挥在所有小朋友身上的，对于不同人种的作用效果也有待进一步研究。完全寄希望于滴眼药水来控制近视的想法是不可取的。所以，如果家长想要给小朋友使用阿托品滴眼液，应当先到医院的眼科医生处进行检查并获取相关建议。

那么，针对小乐的目前情况而言，有没有必要马上使用低浓度阿托品滴眼液呢？不管是单独使用低浓度阿托品滴眼液，还是联合OK镜一同使用来控制近视，都需要长期使用一段时间。滴眼液毕竟可能存在不良反应，作为刚刚踏入"近视家族"的一员，小乐的近视度数并不高，在密切随访的情况下，可以通过减少近距离用眼、增加户外活动、注意用眼姿势等方法控制近视。如果小乐的近视得到有效控制，那么阿托品滴眼液就不是必需的选择了。若是通过一段时间的随访，发现小乐的近视增长速度＞0.75D（75 度）/年，低浓度阿托品滴眼液则可以作为考虑的选项。

👁 86. 阿托品滴眼液控制近视进展的原理是什么？

很多家长对阿托品滴眼液控制近视的神奇作用感到好奇，想知道为什么阿托品能够控制近视？这是一个非常复杂，且没有定论的问题，因为其确切的作用机制和通路目前仍不十分清楚。篇幅所限，我们在此做个简单的介绍。

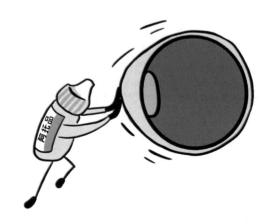

（1）阿托品是什么

阿托品是一种抗胆碱能药物，为 M 受体阻断剂。它从茄科的颠茄、曼陀罗或莨菪等植物中提取，是一种无色结晶或白色粉末，易溶于水。抗胆碱能药物是一类药物，可阻断副交感神经支配的平滑肌对毒蕈碱受体（MR）上的乙酰胆碱的作用。乙酰胆碱在视网膜的发育中起着重要的作用，可调节眼睛的生长（发挥作用需要先结合特定的受体，即毒蕈碱受体）。抗胆碱类中的几种药物在减缓近视进展中可以显示出不同的疗效，但是，只有硫酸阿托品和哌仑西平在严格的试验中显示出了临床效果。

（2）阿托品的药理学作用

在药理学上，阿托品是一种可逆的竞争性拮抗剂，对乙酰胆碱毒蕈碱受体的所有 5 个亚型（毒蕈碱受体 1～毒蕈碱受体 5）都具有亲和力。这里可以理解成阿托品和毒蕈碱受体结合后占据了位置，也就没有多余的受体留给乙酰胆碱去结合，从而阻断乙酰胆碱的功能发挥。这种毒蕈碱受体广泛分布在哺乳动物的不同眼组织中，它们见于角膜、虹膜、睫状体和睫状肌、晶状体上皮、视网膜（在无长突细胞中）、视网膜色素上皮及脉络膜和巩膜（在巩膜成纤维细胞中）。

（3）传统观念

近视曾被认为是由于眼睛过度调节导致的，而阿托品最初被用于近视控制，是认为阿托品可以通过毒蕈碱受体使睫状肌麻痹而暂时丧失调节能力，从而达到控制近视的目的。但是，后来的动物研究表明，近视的原因可能是非调节性机制主导的。此外，小鸡的睫状肌是横纹肌，其受体不是毒蕈碱受体而是另外一种乙酰胆碱烟碱受体，但阿托品仍可减轻鸡眼中的实验性形觉剥夺性近视。

因此，对阿托品作用机制的探索转向了其他方面，并观察到阿托品可以调节另外一些生物机制，包括环境响应的视网膜信号通路、视网膜色素上皮在眼球生长调节信号的作用、增加脉络膜厚度、增加巩膜厚度等，从而达到控制近视的作用。

（4）其他可能的毒蕈碱受体通路

刚刚提到，阿托品作用的靶点——毒蕈碱受体，可能位于很多部位。有人提出阿托品可能通过改变视网膜的神经传递发挥其作用，因为视网膜的无长突细胞具有毒蕈碱受体。但是实验发现，消融视网膜的无长突细胞并不能阻止阿托品发挥抑制近视的作用，所以阿托品可能通过作用于视网膜之外（视网膜色素上皮、脉络膜及巩膜）的毒蕈碱受体而发挥其近视抑制作用。

脉络膜是一种血管结构，在视网膜的外层。脉络膜可以通过改变厚度，从而移动视网膜像，达到正视。研究发现，包括阿托品在内的毒蕈碱受体拮抗剂会导致短暂的脉络膜增厚，提示脉络膜的增厚反应与近视抑制作用可能是相关的。但如何导致脉络膜厚度增加的具体机制尚不明确。

此外，视网膜色素上皮和巩膜也可能是阿托品潜在的作用部位。有观点认为，阿托品可以通过作用视网膜色素上皮将信号传递至脉络膜或巩膜，或者直接作用于巩膜成纤维细胞，使巩膜神经纤维层增厚，从而限制眼球伸长，控制近视。

（5）多巴胺

多巴胺是视网膜中的重要神经递质，可促进神经元间信号传导，并在眼部生长和近视发展中起关键作用。有假说认为，视网膜释放的多巴胺可以起拮抗近视进展的作用，而光线刺激也可以促进多巴胺分泌来控制近视进展，这也是户外活动可以预防近视理论的重要依据之一。有人提出，阿托品可以促进多巴胺从细胞储存中释放，从而控制眼睛的生长。许多实验动物研究发现，使用多巴胺或非选择性多巴胺受体激动剂可抑制近视的发展。但目前仍不确定阿托品是否通过视网膜色素上皮作用于多巴胺释放途径。

近视是一种复杂的多因素疾病，受环境和遗传风险因素之间的相互作用调节。尽管进行了大量的近视研究，但对近视发展的潜在分子和细胞机制仍知之甚少，阻碍了寻找最有效的药理学控制手段。阿托品对近视控制的具体机制也仍待进一步研究和探索。

👁 87. 低浓度阿托品滴眼液控制近视的效果如何？

很多家长关心，我们每天晚上都在很认真地点低浓度阿托品滴眼液，它控制近视的效果到底如何呢？回答这个问题，首先需要理解所谓的近视控制，到底是控制了什么。对于多数家长来说，印象中的近视加深就是度数变高了，镜片变厚了。这固然是近视发展的一个表现，但在科学研究中，需要关注的指标除了屈光度数，还有眼部的生物学数据，主要指眼轴，即眼球前后径的长度。

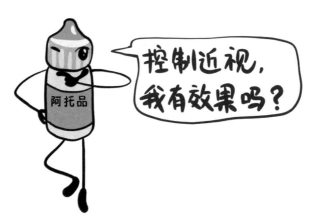

近视度数的增加和眼轴的增长是高度相关的。可以理解为多数情况下，眼轴越长，近视可能性越高。曾经因为眼部生物学测量精度较低，且操作不便，需要直接接触角膜，故很多研究以屈光度数作为近视发展的观察指标。但随着技术发展和观念改变，越来越多的研究将眼轴变化也列为近视发展的主要指标，甚至是第一指标。所以对于近视控制的效果要从两方面评价：一是近视度数；二是眼轴长度。

在 2019 年的一个系统性综述研究中，分析了多项 0.01％低浓度阿托品滴眼液控制近视的前瞻性随机对照临床研究，共计 1 079 位受试者，研究的主要对象是眼轴及眼轴变化、屈光度数及其变化。试验组（0.01％阿托品组）和对照组（安慰剂组）最终屈光度和屈光度数的增长差异不大，但试验组最终眼轴长度和眼轴增长变化较小，说明试验组在控制眼轴方面效果更好。

在 2016 年报道的一项迄今最大的关于阿托品控制近视的随机对照临床试验中，试验组使用阿托品 2 年，然后根据反弹情况决定是否再次使用。结果显示，前 2 年使用 0.01％阿托品的儿童近视延缓的程度是 60％，而停药 1 年后有 24％的人进展超过－0.50D（50 度），需要再次用药。总的来说，5 年内使用 0.01％阿托品滴眼液的儿童近视进展不超过－1.40D（140 度），而未用药的对照组，在 2.5 年时近视进展就已经达到－1.40D（140 度）了。

在 2020 年报道的一项中国北京主导的临床试验中，220 例中国儿童被随机分配到试验组（0.01％阿托品滴眼液）和对照组（安慰剂），使用 1 年后比较屈光度数和眼轴的变化。试验组的近视增长速度延缓 34.2％，眼轴增长速度减缓 22％。

需要注意的是，科学研究是一个不断探索的过程，对于一些不完全明朗的领域，既往的研究成果并不是绝对的真理，而是对后来者的启发和参考。对于阿托品控制近视的机制和效果，如果有兴趣深入了解，可以咨询专业的研究人员或者浏览最新的研究进展。

88. 哪种浓度的阿托品滴眼液控制近视效果更好呢？

前面已经讲述了阿托品的基本概念、药理学作用以及对近视的控制效果。有些家长可能就会产生疑问，既然 0.01% 这么低浓度的阿托品都已经这么神奇，可以很好地控制近视，那为什么不用更高一点浓度的呢？效果是不是会更好？

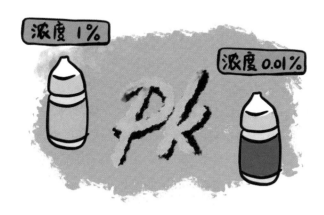

　　放心，大家想到的这个问题，科研人员也早已想到，并且做了一系列的研究去探索不同浓度的阿托品滴眼液的优劣。迄今为止，已经在临床试验中应用于控制近视的阿托品滴眼液浓度从低到高主要包括 0.01%、0.1%、0.5% 及 1%。

　　还是先从最出名的 2 项阿托品控制近视的研究（ATOM 1 和 ATOM 2）说起。2006 年，新加坡报道了 ATOM 1 的研究成果。该研究招募了 400 名亚洲儿童，并将他们随机分配成使用 1% 阿托品或安慰剂眼药水 2 组。346 名儿童完成了为期 2 年的随访，在 2 年中，1% 阿托品组近视平均进展为 −0.28D（28 度），而安慰剂组为 −1.20D（120 度）。2 组在 2 年时近视进展的差异为 −0.92D（92 度）。可以看出，1% 阿托品滴眼液确实在 2 年的应用中大幅延缓了近视增长的速度。

　　但是，由于 1% 阿托品的不良反应较为明显，如畏光和看近模糊，ATOM 随后发起了第二项研究，并于 2012 年报道（ATOM

2）。该研究将 400 名儿童随机分配使用 0.5%、0.1% 或 0.01% 阿托品滴眼液，连续 2 年，平均近视进展分别为 −0.30D（30 度）、−0.38D（38 度）和 −0.49D（49 度）。可以看出，随着阿托品浓度的降低，其对近视增长的控制也有所下降。相比之下，ATOM 1 研究的近视进展在安慰剂组中为 −1.20D，在 1% 阿托品滴眼液组中为 −0.28D。结合以上 2 个研究的结果，可以发现在 0.01% ~ 1% 的范围内，阿托品浓度越高，2 年内近视进展的速度越慢。

为了更好地研究阿托品滴眼液的远期影响，研究人员将 ATOM 2 研究中的受试者停药 1 年，对停药 1 年间近视进展至少为 −0.50D（50 度）的儿童重新给予 0.01% 的阿托品滴眼液。经过 1 年停药期，有 192 名儿童重新开始使用 0.01% 的阿托品滴眼液，并再随访 2 年。最初使用 0.5%、0.1% 和 0.01% 阿托品滴眼液 3 组的 5 年总近视进展分别为 −1.98D（198 度）、−1.83D（183 度）和 −1.38D（138 度）。可以看出，经过 5 年的随访，反而是阿托品浓度越低，总的近视进展越少，0.01% 阿托品滴眼液 5 年近视度数增长最少。研究者认为，0.01% 阿托品滴眼液不仅在停药期间具有最小的反弹程度，而且对停药后低剂量阿托品滴眼液的重新启动反应最佳。

上述比较是基于屈光度数层面的。前文已提到，除了屈光度数，眼轴长度也是近视控制的一大重要指标，那么，不同浓度阿托品在控制眼轴变化方面的表现如何呢？

在 ATOM 1 研究的 2 年终点时，接受 1% 阿托品滴眼液治疗的受试者眼轴长度平均变化为（−0.02 ± 0.35）毫米，而安慰剂组的平均眼轴长度变化为（0.38 ± 0.38）毫米，治疗组增长明显少于安慰剂组。在 1 年的停药期之后，平均增长率仍存在差异，阿托品滴眼液组眼轴增长了（0.29 ± 0.37）毫米，而对照组的眼轴增长了

（0.52±0.45）毫米。这说明，1％阿托品滴眼液在至少2~3年内可以有效降低眼轴增长的速度。

在ATOM 2研究中的2年终点时，0.5％、0.1％和0.01％阿托品滴眼液组的眼轴长度平均增加分别为0.27毫米、0.28毫米和0.41毫米。可以看出，随着阿托品浓度的降低，2年后眼轴增长的幅度也越大。在ATOM 2研究的1年停药期后，0.5％阿托品滴眼液和0.1％阿托品滴眼液组的眼轴增长分别为0.35毫米和0.33毫米，明显高于0.01％阿托品滴眼液组的0.19毫米。但是，各组从最初到3年终点的眼轴长度的总体变化没有显著差异。这说明，在用药2年并停药1年的情况下，3种浓度的阿托品滴眼液对眼轴变化的影响差别不大。

在停药1年后有192名儿童重新接受0.01％阿托品滴眼液的治疗2年，与最初随机分配的组相比，0.01％阿托品滴眼液组的2年眼轴增长为0.19毫米，要少于0.5％阿托品滴眼液组的0.26毫米和0.1％阿托品滴眼液组的0.24毫米。这说明，在5年时间的观察下，0.01％阿托品滴眼液组受试者最终眼轴控制情况要优于高浓度阿托品滴眼液组。

结合上述研究的结果来说，无论是屈光度数，还是眼轴长度，在短期（2年）来看，高浓度的阿托品滴眼液效果可能更好，但是长期（5年）的效果则是0.01％低浓度阿托品滴眼液更好。当然，上述研究结果是基于国外的亚裔人群，对于全世界不同人种是否具有普适性，仍有待进一步观察。

👁 89. 哪些小朋友适合使用阿托品滴眼液来控制近视？

前文已经描述了阿托品滴眼液在控制近视进展中的种种优点。

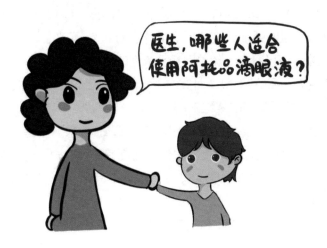

那么，是不是所有小朋友都适合使用阿托品呢？如果不是的话，有哪些小朋友不适合使用呢？

使用阿托品滴眼液之前一定要去专业医院让眼科医生先进行检查和评估，尤其是有青光眼家族史的小朋友，需要排除掉有眼部禁忌证或高危因素的可能。此外，不少近视小朋友本来就存在双眼视功能异常或外斜视，阿托品属于睫状肌麻痹药物，使用后会影响调节，因而对于这类儿童不建议使用。截止到目前，国内仍未有明确的关于阿托品滴眼液控制近视的《临床指南》或者《专家共识》，所以也就没有官方的指导意见。不同的医院、不同的医生可能会有不同的观点，以下论点也仅供参考。

根据以往的临床研究，有些学者认为，对于存在以下几种情况的儿童，比较适合使用阿托品滴眼液。

（1）较低年龄就发现近视的儿童

有些学者认为他们更容易进展为高度近视，可以积极使用阿托品滴眼液尽早控制。但目前的临床试验多数纳入 6 岁以上的儿童，对于 5 岁及以下年龄段的孩子是否具有与大龄儿童相同的近视发病机制及治疗效果尚不清楚。所以也有不少学者不支持在低龄近视儿童中使用阿托品。笔者认为，对低龄近视儿童，应充分考虑获益和风险之后谨慎使用。

（2）近视增长速度较快的儿童（超过 0.75D/年），或者父母都有高度近视的儿童

有些学者认为近视增长速度快是一个危险信号，提示儿童可能更容易进展为高度近视。因此，这些儿童可以积极使用阿托品滴眼液。

事实上，以目前的临床证据来看，尚不足以有效证明阿托品滴眼液对这些儿童的效果更好。不过，考虑到目前没有太多控制近视的有效医学手段，也有观点认为应当尽早给近视儿童使用阿托品滴眼液。

除了上述这些医学方面的因素，家长在给儿童使用阿托品滴眼液前也一定要明白以下这些情况。

首先，阿托品滴眼液的远期临床效果仍缺少大样本的数据。目前，对近视控制的研究成果多数局限在较短时间（5 年甚至多数 1 年、2 年）。这对于伴随终身的近视而言，研究时间相对较短，样本量也不够大。

其次，在很多国家和地区，包括中国在内，阿托品滴眼液都没有被正式地批准为控制近视用药，这也给家长购买或配制低浓度阿托品滴眼液带来了困难和担忧。

此外，阿托品滴眼液即使可以控制近视进展，但也不是完全抑制，有些家长据此认为，阿托品滴眼液并没有完美的长期收益。举例来说，假设一个孩子已经发现有 200 度近视了，而且很有可能最终增长为 400 度近视，即使滴了阿托品滴眼液也很可能发展为 300 多度近视。有些家长会认为，这之间并不存在很大差异，因为无论

何种近视度数都需要佩戴眼镜进行矫正，而不戴眼镜时的裸眼视力也相差不多。这种想法不无道理，家长也确实需要在使用前调整好心理预期。同时，使用阿托品滴眼液也意味着需要相对更密集的复查，以避免并发症或不良反应对生活和学习的影响。

90. 阿托品滴眼液的不良反应和使用注意事项有哪些？

前文中描述了阿托品滴眼液的种种优点，但是作为药物，阿托品也是存在一定的不良反应的。家长在选择使用阿托品滴眼液之前，也要先了解这些不良反应，并将这种风险考虑进去，尤其是在儿童眼部长期使用，更应该关注。

美国食品和药物管理局（FDA）已批准将阿托品用于弱视的治疗（压抑健眼），但尚未批准用于控制近视的发展。在目前的阿托品滴眼液相关的临床研究中，最常报告的不良反应包括光敏感、过

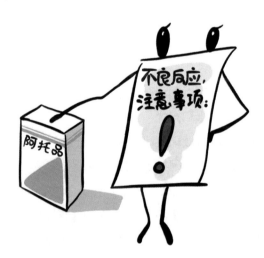

敏反应和看近模糊，这些同阿托品本身的药理学机制有关。

如前文所述，阿托品会麻痹睫状肌、散大瞳孔，从而使更多光线可以从瞳孔进入眼内的视网膜，转化为视觉信号。而过大的瞳孔意味着过多的进光量，有些儿童可能无法适应这种光线强度的改变。尽管这些是短期不良反应，但也有人担心长期使用阿托品会增加晶状体和视网膜长时间暴露在紫外线下的风险，从而增加了远期发生白内障或者视网膜病变的风险。

在既往的临床研究中，发现使用1％阿托品滴眼液组的患者全部有光敏症状，接受0.5％阿托品滴眼液治疗的儿童中有22％的人出现畏光症状。在前文提到的ATOM 1研究，使用1％阿托品滴眼液的参与者有17％退出了研究，其主要原因包括过敏反应、眩光和看近模糊等，但没有严重的不良反应。在ATOM 2研究中，仅0.5％和0.1％阿托品滴眼液组的4.1％儿童发生过敏性结膜炎，而0.01％组的患者没有发生过敏反应。任何浓度的阿托品滴眼液组都没有出现相关的重大不良反应事件。

2020年，北京的一项纳入220例中国儿童的临床研究中，有5名儿童在使用0.01％阿托品滴眼液后出现畏光表现，而对照组只有1名儿童畏光；4名儿童在阿托品滴眼液组中发生过敏性结膜炎，而对照组只有1名儿童发生过敏性结膜炎；2组儿童均未报告视近模糊，没有严重的阿托品滴眼液相关不良反应事件报告。

以上的研究结果可以看出，不良反应主要包括畏光、看近模糊、过敏性结膜炎等。不良反应主要出现在高浓度阿托品滴眼液用药组，尤其是1％阿托品滴眼液使用者当中。对于0.01％阿托品滴眼液使用者，不良反应出现概率很低，反应也较轻微。但不论浓度多少，均未报道严重的不良反应。

家长在平时给孩子使用阿托品滴眼液时，可适当注意操作方

法。一般来说，可以每天使用 1 次，每次 1 滴，滴入下眼睑的结膜
囊内，滴药后按压泪囊（鼻根）处 2~5 分钟有助于减轻全身反
应，睡前使用也可以减少不良反应（畏光、看近模糊）带来的影
响。因为阿托品滴眼液可能需要长期使用，建议如果无法坚持做到
这一点的家长不要随意自行使用阿托品滴眼液。同时，尽可能选择
不含防腐剂的阿托品滴眼液，有助于减少防腐剂对于眼表的影响。
使用过程也要谨遵医嘱进行，定期按医生建议进行随访观察。当孩
子出现相关不适症状时，应当及时停药和就诊。

👁 91. 阿托品滴眼液停用后，近视还会反弹吗？

很多家长了解到，阿托品滴眼液在停药后，有一种反弹的效
应。那么到底什么是反弹？又如何应对反弹呢？

反弹，或者说停止治疗后近视的加速发展，可以粗略地定义
为，与没有采取治疗措施的同龄儿童在同一时间段所观察到的结果
相比，停止治疗后的近视进展更大。举个粗略的例子，譬如一项研

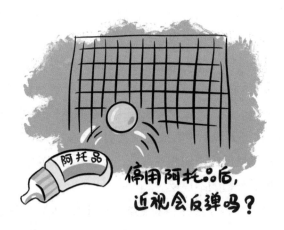

究纳入了 2 组小朋友，一组不做处理，1 年后平均近视增长 100 度；另一组应用阿托品滴眼液，1 年后平均近视增长了 50 度。第二年，2 组小朋友都不做处理，第一组还是增长 100 度，第二组增长了 150 度，不仅比自身第一年增长的速度快很多，同时还高于对照组的小朋友，最终 2 组小朋友 2 年总的度数变化没有差异。第二组小朋友这种停药后异常增长的速度，也就是通常所说的反弹效应。从例子中可以看出，如果不把反弹因素考虑进去，只片面的看待用药短期内的控制效果，很有可能被误导。

回到对反弹的研究，仍然离不开前文提及的 ATOM 试验。

2009 年的一项研究报告了经过 1 年停药期后最初加入 ATOM 研究的儿童的长期近视发展结果。在最初招募的 400 名儿童中，有 333 名儿童完成了为期 3 年的随访（治疗 2 年，随后为 1 年的停药期）。在 1 年的停药期间，1％阿托品滴眼液组的近视进展为 －1.14D（114 度），对照组为－0.38D（38 度）。可以看出，治疗了 2 年的 1％阿托品滴眼液组儿童，停药后的平均近视增长速度远超对照组，这就是所谓的反弹效应。如果把这 3 年的治疗效果一起分析的话，1％阿托品滴眼液组和安慰剂组的近视进展分别为 －0.46D（46 度）/年和－0.52D（52 度）/年。这在统计学上虽然有差别，但对于大多数医生和家长来说，每年近视度数平均增长 46 度和增长 52 度似乎不具有太大差别。这说明，考虑到反弹效应的话，使用 1％阿托品滴眼液和什么都不做，在 3 年后的差别可能并不大。

前文也提到了 ATOM 2 在停药 1 年后研究的结果：在 1 年的停药期间，0.5％、0.1％和 0.01％阿托品滴眼液组的近视进展分别为－0.87D（87 度）、－0.68D（68 度）和－0.28D（28 度）。结合前面提到对照组（可以看作正常人群）第二年－0.38D 的近视进展，可以看出，0.5％和 0.1％的阿托品滴眼液组患者在停药后都有反弹效应，而 0.01％组的增长速度接近正常近视人群。而在整个 3 年的研究期内，0.5％、0.1％和 0.01％阿托品滴眼液组的近视度数分别增加了－1.15D（115 度）、－1.04D（104 度）和－0.72D（72 度）。这说明，即使考虑到反弹效应，低浓度的阿托品也可以更好地控制度数。阿托品浓度越低，反弹越小，3 年的整体效果越好。

这 2 篇报道是仅有评估中止阿托品治疗后近视进展的临床研究。在 2 项研究中，似乎都有剂量依赖性的反弹作用。在高浓度的阿托品停用后，会出现停药后近视进展增加的情况。

结合前文对于不同浓度阿托品滴眼液效果的分析，可以发现，对于不做处理的对照组而言，经历了用药 2 年和停药 1 年的所有不同浓度阿托品治疗的受试者，0.01％阿托品滴眼液组的近视进展最少。在用药 2 年后，停药 1 年的时间里，使用浓度越高的阿托品滴眼液反弹效应越明显。所以，即使短期内应用高浓度阿托品滴眼液的近视控制效果优于低浓度阿托品，但远期来看，0.01％阿托品滴眼液的近视控制程度好、反弹效应低。对于担心停药后发生反弹效应的家长们，可以优先考虑使用 0.01％低浓度阿托品滴眼液来控制近视进展。

👁 92. 什么是多焦软镜？

有些家长可能从医生处或网上了解到，除了 OK 镜之外，还有一种可以控制近视进展的角膜接触镜，叫多焦软镜。那么，多焦软镜是什么呢？

　　多焦软镜，即多焦点软性角膜接触镜，是软性角膜接触镜的一种，最初应用于老花眼的矫正。但目前同周边离焦框架眼镜、夜戴OK镜等一起，成为诸多用于近视控制的可选择手段之一。那么，多焦软镜是怎么做到控制近视的呢?

　　软性角膜接触镜自20世纪70代起即被用于研究控制近视进展。因为角膜接触镜在眼球运动期间位置相对居中，非常适合在视网膜周边区域进行360°近视离焦，从而达到控制近视进展的目的。

　　这个听起来非常神奇，可以大致理解为，视网膜是一个整体，用来接受外界的光信号并转化为视觉信号。正视的光线传递到视网膜中央可以形成一个清晰的像，而对近视而言，光线在传递到视网膜之前已经会聚，到了视网膜时反而不清晰，所以近视会看不清远处东西。但是，有研究发现，如果让中心视网膜接收到清晰图像的同时，让周边视网膜接收到类似近视看到的模糊图像，可以抑制眼轴增长，从而控制近视进展。大家已经了解，OK镜可以有效抑制眼轴增长，从而控制近视的发展速度，OK镜抑制眼轴增长的可能机制就是周边区域产生近视离焦。

　　多焦软镜的作用原理也大致相似，通过特殊设计达到周边近视离焦的效果。可以理解成，OK镜通过夜间佩戴，将角膜压迫成特定形态，在白天取下镜片后间接发挥作用，而多焦软镜则是白天佩戴特殊设计的软性隐形眼镜直接发挥作用。

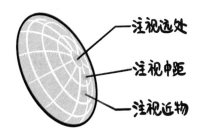

目前，常用的软镜有 2 种设计类型：一种是同心环双焦点软镜，另一种是周边光度渐变的多焦软镜。前者是由中心正视区域和周边正加光区域构成，后者是由中心正视区域和周围渐进正加光区域构成。这两种设计的软镜在阻止学龄前和学龄期儿童的近视发展方面都有不少成功的报道。但有研究认为，双焦软镜似乎比多焦软镜具有更好的近视控制效果。

多焦软镜的验配与普通软性角膜接触镜类似，相比于 OK 镜，验配更方便容易，且使用范围也更广，近视屈光度可以做到 $-10.00D$（1000 度），也无年龄限制，对于过平坦的角膜和眼睑紧的人群同样适用。对于无法接受 OK 镜或超出了 OK 镜适应证的儿童也可以考虑佩戴多焦软镜来控制近视发展。

同样，多焦软镜也具有一定的不足之处。软镜的散光矫正能力比较差，一般不适合矫正超过 1.00D 的散光。多焦软镜的近视控制效果随着瞳孔大小而变化，由于瞳孔大小不同，即使佩戴一样的多焦软镜也会有不同的视觉质量和效果。有些人也会因为镜片的周边离焦设计导致外周视野模糊，感到无法耐受。想要达到良好的近视控制效果，对于佩戴时间也有要求，建议每天佩戴 7 ~ 8 小时或以上。

总的来说，多焦软镜可减缓近视的进展，是控制近视的有效方法之一。然而，关于这些镜片如何延缓近视进展的机制，以及佩戴后的远期效果，仍有进一步研究的空间。

93. 多焦软镜控制近视效果好吗？

临床研究显示，将中央用于视远、周边用于视近的软性角膜接触镜用于近视控制，也起到非常好的效果。其原理是接触镜镜片周边的特殊设计可以解决框架眼镜视网膜周边远视离焦的问题，可以在近视控制中有一定的作用。为了方便大家的理解，打个不十分恰当的比方，大家可以把这种隐形眼镜看作是软性的 OK 镜。2019年，美国食品和药物管理局批准了首款用于延缓儿童近视发展的软性隐形眼镜就是多焦软镜。多焦软镜也是一种有效的近视控制手段，适合不能佩 OK 镜，而又有近视控制需求的儿童。

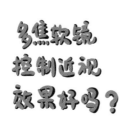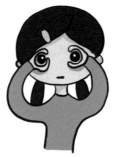

已有不少学者研究多焦软镜对近视进展的控制作用。在这些研究中，虽然各项报道有效率不一，但总的来说，多焦软镜具有一定的延缓近视进展的作用（0.21 ~ 0.31D/年），能控制眼轴增长（0.10 ~ 0.12 毫米/年），但近视控制效率比 OK 镜低。比较值得一提的是，不同设计的多焦软镜在近视控制率方面也不同。研究发现，同心圆设计的多焦软镜在眼轴控制上比周边光度渐变的多焦软镜效果好（44.4% 与 31.6%），而在近视屈光度的控制上，两者差别不大（36.3% 与 36.4%）。近视控制率与戴镜时间正相关。如果儿童每天戴镜时间在 8 小时以上，近视控制率可达到 60%，但如果佩戴时间减少（比如，仅部分时间戴镜），则近视控制率下降。

不同品牌多焦软镜的设计有差异，也有相应的适应证，验配时要根据具体的检查结果做判断和选择。但多焦软镜近视控制的总体效果不如 OK 镜，目前还有很多问题没有解决。而 OK 镜，使用的人群比较多，已经有比较成熟的研究和较大样本量证明了其有效性。另外，对于这种用于控制近视的软性接触镜的设计还有很多值得探索和改进的地方。

👁 94. 佩戴多焦软镜有什么风险?

佩戴多焦软镜也可能会存在一些问题和并发症。

软镜的散光矫正能力比较差，一般适合矫正 1.00D 以内的散光。虽然现在有环曲面的多焦软镜设计可以矫正和配适更高的散光，但只有月抛（半月抛）型的镜片有环曲面设计，安全性和便利性不如日抛型的镜片，而且目前还未见权威的环曲面设计多焦点软性接触镜（散光多焦软镜）近视控制效果的临床研究报告。

多焦设计意味着在瞳孔区内可能会出现多个光度，这就会直接影响视觉质量，临床观察也发现部分佩戴者无法耐受。同时，多焦软镜的直径比较大，一般都在 14 毫米左右，会覆盖到角膜以外的巩膜。而人眼鼻侧和颞侧的巩膜的高度差异比较大（一般鼻侧比颞侧高），这就可能会影响镜片光学中心的定位。而多数多焦软镜的

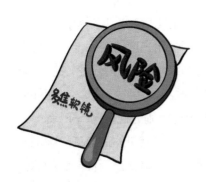

光学区相对较小，当遇到鼻颞侧巩膜不对称的情况时，镜片中心定位不佳，就会形成类似 OK 镜佩戴偏位的情况（颞下方偏位比较常见），近视欠矫正，视物不清，近视控制效果可能会下降，而且佩戴者的视觉质量和矫正视

力都会明显降低。

另外，还有一系列并发症的风险。和成人佩戴软性隐形眼镜相似，儿童青少年因为年龄小、自主能力差，相对更需要关注。最严重的风险是感染性角膜炎，其中一些特殊的微生物如棘阿米巴原虫、真菌、铜绿假单胞菌等，虽然少见，但病情进展快。一旦发生角膜溃疡、角膜穿孔，或进展迅猛，或迁延难愈，很可能会在治愈后遗留角膜瘢痕，造成不可逆的视力损害。

感染性角膜炎往往与佩戴者依从性相关。镜片的污损、过期使用、镜片变形、护理不当及忽略定期复查是主要的原因。所以，家长需要在专科医生指导下，严格按照规范流程学习佩戴、清洁和护理多焦软镜。即使孩子能自行操作，也要监督其养成良好的卫生习惯。另外，按医嘱定期随访也很重要。

其他一些常见的并发症包括巨乳头结膜炎、角膜上皮损伤、浅层角膜炎、复发性角膜上皮糜烂、上皮下纤维化、上皮下混浊和角膜缘干细胞缺乏，以及角膜新生血管化、无菌性角膜浸润等。若出现眼红、眼痛、流泪、畏光、眼分泌物多及其他不适症状，需及时停戴和就医。

所以，多焦软镜的使用，需要孩子和家长能够理解软性接触镜的作用机制、潜在的问题和矫治的局限性，有良好的卫生习惯，依从性好，能按医嘱定期复诊。

👁 95. 什么是 RGP？ RGP 能控制近视发展吗？

RGP（rigid gas permeable contact lens）即高透氧硬性角膜接触镜，其所含的硅、氟等聚合物，能够大大增加氧气的通过量。与传统的软性角膜接触镜相比，高透氧硬性角膜接触镜既提高了透氧性，又保证了材料的牢固性，并且具有良好的湿润性和抗沉淀性。

近年来，由于高透氧系数、高弹性模量、亲水、抗沉淀并具有良好生物相容性的高分子材料的合成与应用，硬性角膜接触镜在全球范围内得以迅速普及。另外，它对圆锥角膜的控制、矫正治疗效果也得到了国内外眼科专家的肯定。

高透氧硬性角膜接触镜最突出的优点就是具有高透氧性、更健康及更安全，并且不易引起缺氧和干眼症，也不会引起角膜内皮细胞数的改变。此外，高透氧硬性角膜接触镜成型性好，不易变形，光学矫正质量高，尤其是对一些高度近视和散光的人群，矫正效果更好。对于各种原因造成的角膜不规则散光，如圆锥角膜、角膜屈光手术后及外伤后等，它是唯一能有效提高视力的矫正方法。

高透氧硬性角膜接触镜护理简单，相对经济实惠。另外，高透氧硬性角膜接触镜清晰度高，视觉质量高，对早期圆锥角膜与有圆锥角膜倾向者有治疗和减缓作用。高透氧硬性角膜接触镜的缺点是佩戴者必须有一个适应过程，一般 1 ~ 2 周。患者初期会有异物感，度过这段时间，佩戴体验会越来越好。

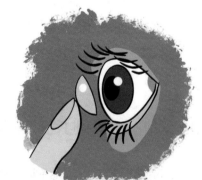

RGP：高透氧硬性角膜接触镜

高透氧硬性角膜接触镜适应证相当广泛，它可适用于以下情况。

1）高度屈光不正或屈光参差无法耐受戴框架眼镜者。

2）散光高达 2.50D 以上，又不能耐受散光镜片者。

3）需佩戴角膜接触镜，且日戴时间较长者。

4）由于顽固的镜片沉淀或炎症不适合佩戴软性隐形眼镜者。

5）轻微圆锥角膜患者。

6）无晶状体眼者（如先天性白内障术后暂不能植入人工晶状体）。

7）轻度干眼者。

那么，佩戴高透氧硬性角膜接触镜能否有效控制儿童青少年近视度数增长呢？很遗憾，目前研究表明，普通设计的高透氧硬性角膜接触镜并没有很好的控制近视发展的作用，而特殊设计的角膜接触镜，如 OK 镜或者多焦高透氧硬性角膜接触镜镜片可以通过周边离焦原理控制儿童青少年近视的增长速度。

对于高度屈光不正、高度屈光参差、无晶状体眼、轻度圆锥角膜患者，或者不适合佩戴软性接触镜等人群可选择佩戴高透氧硬性角膜接触镜，但是普通高透氧硬性角膜接触镜并没有控制青少年近视发展的作用。有控制近视发展需求的儿童青少年应尽量选择 OK 镜、多焦软镜或多焦高透氧硬性角膜接触镜等矫正手段。

96. 目前，对小乐如何制订最佳近视控制方案？

经过散瞳检查，8 岁的小乐确定为真性近视，他的右眼 50 度近视加 50 度散光，左眼 100 度近视加 50 度散光，并且小乐上课看不清黑板，上课注意力不集中，成绩也下降。因此，目前小乐肯定需要佩戴眼镜。小乐爸妈及小乐本人均担心近视不加控制会发展到高度近视，进而增加眼底病变风险。因此，小乐目前除了佩戴眼镜，还需要采取一些近视控制手段。

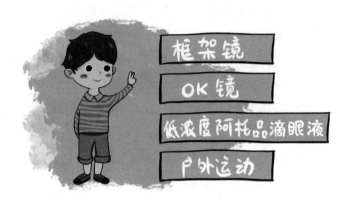

框架镜
OK 镜
低浓度阿托品滴眼液
户外运动

　　小乐需要佩戴眼镜，选择哪种眼镜比较适合呢？目前，市面上眼镜主要有框架眼镜和隐形眼镜。框架眼镜又包括普通框架眼镜、渐进多焦眼镜、多焦点近视周边离焦框架眼镜等；隐形眼镜有软镜、高透氧硬性角膜接触镜、OK 镜、多焦软镜、多焦硬镜及周边离焦软镜等。

　　普通框架眼镜佩戴简单，价格便宜，但仅能矫正视力，并没有控制近视度数增长的作用。多焦点近视离焦框架眼镜对近视有一定的控制作用，比如豪雅新乐学、蔡司成长乐、依视路星趣控、绿宝贝及红宝贝等，佩戴较角膜接触镜简单，无须特殊护理，但是初始佩戴需要有一个适应过程。

　　隐形眼镜中 OK 镜是一种特殊设计的硬性角膜接触镜。近视的儿童青少年在晚上睡觉时佩戴，白天即可获得清晰的裸眼视力，学习、运动非常方便。最重要的是 OK 镜可以延缓近视的进展，但缺点是存在角膜损伤和感染的风险。《角膜塑形术的临床风险防控指南》（2017）指出与普通框架眼镜相比，OK 镜可使近视进展延缓

32% ~ 63%。

另外，有研究表明，低浓度阿托品滴眼液对近视有较好的控制作用，OK镜联合低浓度阿托品滴眼对近视控制可能效果更好。

除了以上方法，控制近视还需要自身养成良好的用眼习惯，保证每天至少2小时的户外活动时间，日常生活学习中减少电子产品使用时间，学习时坐姿保证一尺一拳一寸的距离，从而更加有效地控制近视发展。

现在对小乐来说，既要解决上课看不清黑板影响学习这一实际问题，又要让近视发展延缓。但小乐刚刚8岁，近视度数也比较低，可以先选择佩戴近视离焦框架眼镜，密切随访。如果在随访中，发现近视进展和眼轴增长比较快，考虑孩子好动的特性，可以佩戴OK镜，这样白天不用戴眼镜，学习和运动都比较方便。

小乐目前的年龄是近视发展最快的阶段。如果戴了OK镜后，近视进展仍然比较快，可以联合使用低浓度阿托品滴眼液，采取双管齐下的手段。无论采取哪种近视防控手段，医生都要将获益和潜在的风险充分告知家长，家长权衡利弊之下，根据家庭经济情况、孩子眼部条件共同选择和设计最合适的治疗方案，并不断调整和优化。

👁 97. OK镜、低浓度阿托品滴眼液效果都不错，该如何选择呢?

OK镜是一种特殊设计的硬性角膜接触镜，这种隐形眼镜本身没有度数，它通过给眼球施加一定的压力，让近视患者在晚上睡觉时佩戴，白天就可以暂时拥有清晰的裸眼视力。重要的是，OK镜可以预防近视度数的快速加深。但是，过夜佩戴及逆几何设计使 OK 镜引起并发症的概率比普通框架眼镜要高，如结膜炎、角膜感染、角膜损伤等。因此，选择 OK 镜需要到正规有验配 OK 镜资质的医院或专业机构，在经验丰富的医生指导下进行正确的验配。

OK 镜并不是所有人都可以佩戴，需要验配医生经过一系列检查并进行全面的评估及试戴后才可以确定是否合适佩戴。首先，年龄要超过 8 岁，近视低于 500 度，散光一般低于 150 度，没有眼部其他相关疾病。其次，家长及孩子均有较好的依从性，能够承担 OK 镜较高的费用，能意识到发生并发症的风险，有时间和精力进行每日 OK 镜的护理，能够坚持进行定期复查。满足以上条件才适合选择 OK 镜。

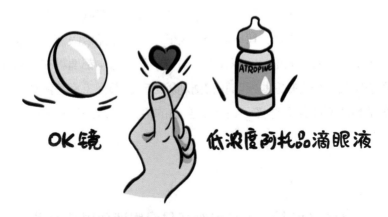

OK 镜　　　　　　低浓度阿托品滴眼液

阿托品是一种非选择性的胆碱能受体拮抗剂，临床上多应用于散瞳和解除调节痉挛。长期使用阿托品滴眼液能够控制近视发展已获得共识，但阿托品控制近视发展的作用机制尚不十分明确。多项研究表明，0.01% 阿托品滴眼液可以有效控制近视度数增长，且安全性与依从性优于其他浓度。因此，0.01% 阿托品滴眼液更适于推广。

　　跟 OK 镜相比，低浓度阿托品滴眼液使用便捷，只需每晚睡前点一次，而且药物费用较 OK 镜低很多，适合经济条件一般的家庭。但因为个体差异，即使低浓度阿托品滴眼液不良反应较轻，临床上依然有部分孩子不能耐受阿托品的不良反应，不能坚持使用。因此，需要寻求其他控制手段。

　　目前，OK 镜和低浓度阿托品滴眼液是临床上防控近视备受肯定的方法，家长可根据孩子的具体情况，征询医生的建议，同时自己衡量利弊，单纯选择 OK 镜或者低浓度阿托品滴眼液，或者 OK 镜联合低浓度阿托品滴眼液来有效地控制近视的发展。

👁 98. 为什么用了 OK 镜和低浓度阿托品滴眼液，近视还会增加？

　　OK 镜和低浓度阿托品滴眼液均有较好的控制近视发展作用，两者联合使用，控制效果更佳。两者均能延缓近视发展速度，并不是近视就停止不发展了。但是为什么有些小朋友虽然两者联合使用，但近视仍然发展比较快呢？

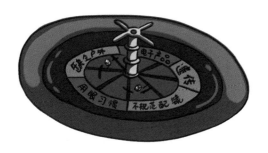

　　我们知道近视发生的影响因素有遗传因素，也有后天环境因素。从种族角度来看，亚裔更易近视。父母是否近视决定了孩子是否容易近视。有研究表明，如果父母一方近视的话，孩子发生近视的概率是父母均不近视孩子的 2 倍；而父母均近视，孩子近视概率上升至 5 倍之多。因此，遗传基础不同的孩子使用 OK 镜和低浓度阿托品滴眼液后近视控制效果也会不同。另外，近视发病年龄早，眼轴增长速度快，近视度数发展得也越快。因此，不同年龄发生近视的儿童，使用 OK 镜和低浓度阿托品滴眼液后的控制效果也不一样。

　　此外，缺乏户外运动时间及不良用眼习惯也是近视控制不佳的重要原因。面对日益增加的竞争压力，儿童青少年学习压力越来越大，户外运动时间日趋减少。同时随着电子产品的普及，每日使用电子产品时间逐渐加长。因此，近视增加的风险因素越来越多，改善用眼习惯的压力越来越大，控制难度就会逐渐增加。

　　OK 镜的控制效果与患者的依从性以及在验配过程中个体角膜形态、眼睑压力、基础屈光度数等因素相关，矫正效果也存在差异。因此，并不是每个近视的孩子都适合佩戴 OK 镜，也不是所有孩子使用 OK 镜之后都能取得较好的近视控制效果。阿托品滴眼液对近视的控制具有浓度依赖性，浓度越高效果越好，但近视反弹也越明显，且不同的孩子可能对不同的浓度敏感性不同，对不同浓度阿托品的不良反应耐受性也不同。同时，日常实际使用低浓度阿托品滴眼液的规律性各有不同。因此，效果就各有不同。

　　近视发生机制至今尚未明确。因此，近视的控制尚存在很多盲区。现已知 OK 镜对近视的控制主要是通过周边近视离焦的原理，是否还有其他途径和未探明的原理，目前尚不清楚。传统观念认为阿托品使睫状肌麻痹而暂时丧失调节能力，从而达到控制近视的目的。但越来越多的研究质疑了这种观点，认为阿托品可能通过作用于视网膜之外（如视网膜色素上皮、脉络膜、巩膜）的乙酰胆碱受体而发挥作用。阿托品对近视控制的具体机制有待进一步研究。

OK 镜和低浓度阿托品滴眼液不是每个孩子都能适用，也不是每个孩子都能取得好的控制效果。因此，要根据自身情况，选择合适的控制手段，尽量改正不良用眼习惯，做到规范验配 OK 镜，规范佩戴 OK 镜，合理使用低浓度阿托品滴眼液。同时做好定期跟踪复诊，让 OK 镜和低浓度阿托品滴眼液这两把控制近视发展的利剑真正造福近视的孩子。

👁 99. 小乐几岁可以做近视激光手术？

近视激光手术的原理是通过激光把角膜削薄以后，角膜变平，角膜聚焦光线能力减弱，使物体成像从视网膜前重新回到视网膜上，从而使人看清东西。

（1）近视激光手术的适用人群

1）年满 18 岁以上，有健康心理状态，有摘掉眼镜的愿望，并且能承受准分子手术失败的风险（术后近视复发可能）。

2）经过医生检查，眼部各项指标符合手术要求，即眼部没有疾病和炎症等。

3）如果佩戴隐形眼镜，软性镜应摘去 2 周，硬性镜应摘去 4 周以上（可以换戴框架眼镜，才能做手术前检查）。

4）如果是第二次做准分子手术，准分子激光上皮下角膜磨镶术要间隔 3~6 个月；激光光学角膜切削术要间隔 1 年；穿透性角膜移植手术后有远视、近视和散光的，也要间隔 1 年以上。

5）最近2年近视度数比较稳定，每年加深不超过50度。

6）全身没有准分子手术限制的疾病，如心血管疾病等。

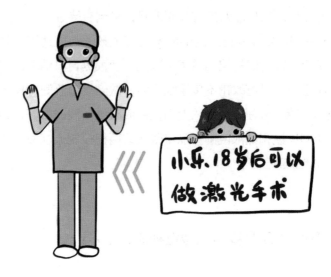

（2）近视激光手术的禁忌证

术前必须经过医生的详细检查，排除手术禁忌证才能进行近视激光手术。

1）有眼部活动性炎症，如急性结膜炎、角膜炎及泪囊炎等。

2）患有圆锥角膜、青光眼及干眼症等疾病。

3）曾发生过眼底出血、视网膜脱落。

4）患有糖尿病、瘢痕体质、胶原病等影响角膜伤口愈合的疾病。

5）重度弱视。

6）常夜间开车的高度近视的驾驶员。

7）对视力要求极高且思想顾虑极重者。

近视激光手术包括激光光学角膜切削术、准分子激光原位角膜磨镶术、准分子激光上皮下角膜磨镶术、波前像差引导准分子激光手术、飞秒、全飞秒激光 6 个发展阶段。目前，全飞秒微创激光手术无须制作角膜瓣，切口小，利于保护角膜结构，效果稳定，手术时间短，也适合干眼症、散光及角膜较薄的患者，已成为主流术式。全飞秒激光手术过程实现了真正意义上的微创化，保证手术后"无切口"状态。全飞秒激光手术更精确、更安全及更舒适，术后恢复更快。

一般传统观点认为成年人的近视度数比较稳定，不容易进一步下降，所以准分子激光手术的手术对象要求是 18 岁以上的成年人。但实际情况并非完全如此，20 岁以后近视还在增加的人并不在少数。这主要是和现代社会电脑普及、工作压力增大有关，长时间近距离用眼工作仍然可导致近视进一步加深。因此，对于以近距离用眼工作为主的人来说，准分子激光术后仍然要注意保护好眼睛。

准分子激光手术后 1～2 月内，减少近距离用眼时间，不仅可以避免眼部疲劳酸痛等不适，而且有利于眼睛的恢复。对于视力已完全恢复正常者，用眼 1 小时后一定要休息片刻，可以眺望远处，给眼睛以适当的休息，避免过度用眼导致准分子手术后遗症的出现。

所以，小乐起码要 10 年以后才能做近视激光手术，他目前的首要任务是控制近视的发展。

👁 100. 激光手术能完全解决近视吗？

小乐已经确诊近视，听说长大之后可以做激光矫正手术。因此，小乐说："我不用那么辛苦控制近视，长大了做个激光手术就可以不戴眼镜了。"是这样吗？

显然，答案是否定的。近视一旦发生，在儿童青少年整个发育阶段会逐渐增长，不加控制极大可能发展到高度近视，甚至病理性近视。近年来，我国高度近视发病率居高不下，并且逐渐出现年轻化趋势。虽然近视并不是很严重的事情，但是高度近视危害非常大。高度近视有很多并发症，严重者可能失明。高度近视是成人常见的致盲原因之一。

高度近视即屈光度为 $-6.00D$（600 度）或以上的近视。高度近视包括两种，一种是单纯性高度近视，成年后度数趋于稳定，一般不伴有导致不可逆视觉损害的眼底病变；另一种是病理性近视，表现为近视终身进展，可出现不可逆的视觉损害和眼底病变，并伴有眼轴不断地过度增长（>26.5 毫米）。

病理性近视常见的不可逆视觉损害的眼底病变有：后巩膜葡萄肿、视网膜脱离及视网膜下新生血管等。后巩膜葡萄肿主要表现为眼球后极部向后扩张、视神经和黄斑周围视网膜萎缩、矫正视力下降，度数越高发生率越高。高度近视由于眼轴变长，容易出现视网

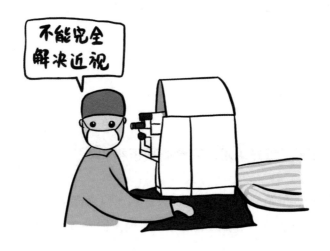

膜变性、裂孔，引起出血和视网膜脱离，导致失明。高度近视患者视网膜脱离的概率比非高度近视患者高 7 ~ 8 倍，并发白内障和青光眼的概率也比正常人高；眼轴变长可以发生玻璃体变性、混浊或液化，引起明显的飞蚊症；视网膜下新生血管会引起出血，明显影响视力，且治疗相当棘手。

儿童青少年近视如果不控制，容易发展成高度近视。高度近视也就意味着眼球的长度要比正常人眼球长很多，而近视的激光手术只是通过改变角膜形态来达到不戴眼镜可以看清楚的效果，并没有改变眼球长度的作用。即使成人后行近视激光手术，依然不能阻止高度近视眼底病变的发生。所以，近视一旦发生，控制其发展是非常必要的。

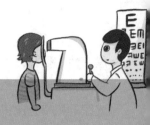

参考文献

［1］ 艾欣，张学辉，叶璐. 角膜塑形镜控制青少年近视有效性及安 Meta 分析［J］. 中华眼视光学与视觉科学杂志，2019，21（2）：127 - 134.

［2］ 陈晓琴，刘金丽，MOLLY J S，等. 控制儿童及青少年近视增长的研究进展［J］. 中国眼镜科技杂志，2019（03）：113 - 116.

［3］ 陈镇国，陈茂冲，张加裕，等. 学龄期儿童屈光状态影响因素的调查与分析［J］. 中华眼科杂志，2016，52（11）：831 - 835.

［4］ 褚仁远，谢培英. 现代角膜塑形学［M］. 北京：北京大学医学出版社，2006.

［5］ 低度数人群如何戴眼镜更好［J］. 中国眼镜科技杂志，2020（10）：83 - 86.

［6］ 国际角膜塑形学会亚洲分会. 中国角膜塑形用硬性透气接触镜验配管理专家共识（2016 年）［J］. 中华眼科杂志，2016，52（5）：325 - 327.

［7］ 国家卫生健康委员会. 中国眼健康白皮书，2020.

［8］ 近视眼镜究竟是否应该常戴［J］. 中国眼镜科技杂志，2016（18）：187.

［9］ 科学用眼　全社会共同关爱青少年近视预防［J］. 健康中国观察，2020，（06）：17 - 20.

［10］ 吕含怡，许迅. 病理性近视相关并发症诊治的研究进展［J］. 上海医药，2017,38（23）：8 - 11，45.

［11］ 吕天斌，王丽娅，覃建，等. 角膜塑形镜配戴矫治高度近视的回顾性队列研究［J］. 中华实验眼科杂志，2018,36（2）：144 - 149.

［12］ 牛玉玲，叶茹珊，邓铤明，等. 低浓度阿托品联合角膜塑形镜治疗青少年中低度近视的疗效［J］. 国际眼科杂志，2019，19（11）：1940 - 1944.

［13］ 孙璐，宋红欣．重视青少年角膜塑形镜的规范验配、正确护理及并发症的治疗［J］．中华眼科医学杂志（电子版），2019，9（6）：321 - 327.

［14］ 杨德峰，吴凡，胡娱新，等．持续近距离用眼对不同屈光状态眼的影响［J］．国际眼科杂志，2016，16（6）：1124 - 1127.

［15］ 谁说低度近视不用戴眼镜［J］．中国眼镜科技杂志，2017（16）：141.

［16］ 杨丽娜，郭曦，谢培英．角膜塑形镜停戴后屈光状态和角膜形态的观察［J］．中华眼科杂志，2015，51（3）：178 - 182.

［17］ 杨洋，张明洲，吕会斌，等．周边离焦软性角膜接触镜与单焦点软性角膜接触镜对青少年近视进展控制效果的 Meta 分析［J］．中华眼科医学杂志（电子版），2017，7（1）：25 - 31.

［18］ 张艳萍，刘立洲，郭寅．儿童足矫与欠矫配镜对近视进展影响的临床观察［J］．中国斜视与小儿眼科杂志，2020，28（2）：8 - 11，23.

［19］ 中华医学会眼科学分会角膜病学组．我国过敏性结膜炎诊断和治疗专家共识（2018 年）［J］．中华眼科杂志，2018，54（6）：409 - 414.

［20］ 中华医学会眼科学分会眼视光学组．角膜塑形术的临床风险防控指南（2017）［J］．中华眼视光学与视觉科学杂志，2017，19（8）：449 - 453.

［21］ 中华医学会眼科学分会眼视光学组．重视高度近视防控的专家共识（2017）［J］．中华眼视光学与视觉科学杂志，2017，19（7）：385 - 389.

［22］ 诸晓枫，朱剑锋，邹海东，等．2010 上海市宝山区小学生屈光不正和视力损伤的患病率调查［J］．中华实验眼科杂志，2014，32（5）：451 - 456.

［23］ BRENNAN N A, TOUBOUTI Y M, CHENG X, et al. Efficacy in myopia control［J］. Prog Retin Eye Res, 2020，83，100923.

［24］ CHIA A, LU Q S, TAN D. Five-year clinical trial on atropine for the treatment of myopia 2：myopia control with atropine 0.01% eyedrops［J］. Ophthalmology, 2016，123（2）：391 - 399.

［25］ CHO P, CHEUNG S W. Discontinuation of orthokeratology on eyeball elongation (DOEE)［J］. Contact Lens Anterior Eye, 2017，40（2）：82 -

87.

[26] CHUA S Y, SABANAYAGAM C, CHEUNG Y B, et al. Age of onset of myopia predicts risk of high myopia in later childhood in myopic Singapore children [J]. Ophthalmic Physiol Opt, 2016,36 (4):388 - 394.

[27] CHUA W H , BALAKRISHNAN V , CHAN Y H , et al. Atropine for the treatment of childhood myopia: safety and efficacy of 0. 5%, 0. 1%, and 0. 01% doses (atropine for the treatment of myopia 2) [J]. Ophthalmology, 2012, 119 (2):347 - 354.

[28] CHUCK R S, JACOBS D S, LEE J K, et al. Refractive errors & refractive surgery preferred practice pattern® [J]. Ophthalmology, 2018, 125 (1): p1 - p104.

[29] DONOVAN L, SANKARIDURG P, HO A, et al. Myopia progression rates in urban children wearing single-vision spectacles [J]. Optom Vis Sci, 2012, 89 (1): 27 - 32.

[30] GONZULEAMEIJOME J M, FARIARIBEIRO M A, LOPESFERRIRA D P, et al. Changes in peripheral refractive prfile after orthokeratology for different degrees of mopia [J]. Curr Eye Res, 2016, 41 (2): 199 - 207.

[31] HEFNER B. Warding off the blues [J]. Rev Optom, 2018, 155 (6): 71 - 78.

[32] KANG M T, LI S M, PENG X, et al. Chinese eye exercises and myopia development in school age children: a nested case-control study [J]. Sci Rep, 2016, 6: 28531.

[33] KANG P, SWARBRICK H. The Influence of Different OK Lens Designs on Peripheral Refraction [J]. Optom Vis Sci, 2016, 93 (9): 1112 - 1119.

[34] KINGE B, MIDELFART A, JACOBSEN G, et al. The influence of near-work on development of myopia among university students. A three-year longitudinal study among engineering students in Norway [J]. Acta Ophthalmol Scand, 2000, 78 (1): 26 - 29.

［35］ KIRSEHFELD K. Carotenoid pigments: their possible role in protecting against photooxidation in eyes and photoreceptor cells ［J］. Proc R Soc Lond B Biol Sci, 1982, 216 (1202): 71 - 85.

［36］ LANDRUM J T, BONE R A, KILBURN M D. The macular pigment: apossible role in protect from age-related macular degeneration ［J］. Adv Pharmaeol, 1996,38: 537 - 556.

［37］ LI S M, KANG M T, PENG X, et al. Efficacy of Chinese eye exercises on reducing accommodative lag in school-aged children: a randomized controlled trial ［J］. PLoS One, 2015, 10 (3): e0117552.

［38］ LI S M, KANG M T, WU S S, et al. Studies using concentric ring bifocal and peripheral add multifocal contact lenses to slow myopia progression in school-aged children: a meta-analysis ［J］. Ophthalmic Physiol Opt, 2017, 37 (1): 51 - 59.

［39］ LOGAN N S, WOLFFSOHN J S. Role of un-correction, under-correction and over-correction of myopia as a strategy for slowing myopia progression ［J］. Cli Exp Optom, 2020, 103 (2): 133 - 137.

［40］ MAO L W, JIAN P L, NI L, et al. Acupuncture for slowing the progression of myopia in children and adolescents ［J］. Cochrane Database Syst Rev, 2011, 7 (9): CD007842.

［41］ NIRMALAN P K, KATZ J, ROBIN A L, et al. Female reproductive factors and eye disease in a rural south Indian population: the Aravind Comprehensive Eye Survey ［J］. Invest Ophthalmol Vis Sci, 2004, 45 (12): 4273 - 4276.

［42］ OSAKABE N, YAMAGISHI M, NATSUME M, et al. Ingestion of proanthocyanidins derived from cacao inhibits diabetes-induced cataract formation in rats ［J］. Exp Bio Med, 2004, 229 (1): 29 - 33.

［43］ PINELES S L, KRAKER R T, VANDERVEEN D K, et al. Atropine for the prevention of myopia progression in children: a report by the American Academy of Ophthalmology ［J］. Ophthalmology, 2017, 124 (12):

1857 - 1866.

［44］ ROSE K A, MORGAN I G, IP J, et al. Outdoor activity reduces the prevalence of myopia in childeren ［J］. Opthalmology, 2008, 115 （8）: 1279 - 1285.

［45］ SANTODOMINGO-RUBIDO J, VILLA-COLLAR C, CILMARTIN B, et al. Orthokeratology *vs.* spectacles: adverse events and discontiuations ［J］. Optom Vis Sci, 2012, 89 （8）: 1133 - 1139.

［46］ TRAN H D M, TRAN Y H, TRAN T D, et al. A review of myopia control with Atropine ［J］. J Ocul Pharmacol Ther, 2018,34 （5）: 374 - 379.

［47］ UPADHYAY A, BEVERMAN R W. Biological mechanisms of atropine control of myopia ［J］. Eye Contact Lens, 2020, 46 （3）: 129 - 135.

［48］ VIMONT C. Should you be worried about blue light ［EB/OL］. （2017 - 08 - 24） ［2018 - 10 - 05］. http: //www. aao. org/eye-health/tips-prevention/should-you-be-worried-about-blue-light.

［49］ WALLINE J J. Myopia control: a review ［J］. Eye Contact Len, 2016, 42 （1）:3 - 8.

［50］ WANG H, QIAN Y W, CONGDON N, et al. Effect of Chinese eye exercises on change in visual acuity and eyeglasses wear among school-aged children in rural China: a propensity-score-matched cohort study ［J］. BMC Complement Med Ther, 2020, 20 （1）: 82.

［51］ WEI S, LI S M, AN W, et al. Safety and efficacy of low-dose atropine eyedrops for the treatment of myopia progression in Chinese children: a randomized clinical trial ［J］. JAMA Ophthalmol, 2020, 138 （11）: 1178 - 1184.

［52］ XIONG S, SANKARIDURG P, NADUVILATH T, et al. Time spent in outdoor activities in relation to myopia prevention and control: a meta-analysis and systematic review ［J］. Acta Ophthalmol, 2017, 95 （6）: 551 - 566.

［53］ XIONG S Y, SANKARIDURG P, NADUVILATH T, et al. Time spent in outdoor activities in relation to myopia prevention and control: a meta-analysis and systematic review ［J］. Acta Ophthalmol, 2017, 95 (6): 551 - 566.

［54］ YIP V C, PAN C W, LIN X Y, et al . The relationship between growth spurts and myopia in Singapore children ［J］. Invest Ophthalmol Vis Sci, 2012, 53 (13): 7961 - 7966.

［55］ ZHAO Y, FENG K, LIU R B, et al. Atropine 0.01% eye drops slow myopia progression: a systematic review and Meta-analysis ［J］. Int J Ophthalmol, 2019, 12 (8): 1337 - 1343.

［56］ ZHU Q, LIU Y S, TIGHE S, et al. Retardation of myopia progression by multifocal soft contact lenses ［J］. Int J Med Sci, 2019 Jan 1, 16 (2): 198 - 202.

图书在版编目(CIP)数据

孩子近视,家长最关心的100个问题/杨晨皓,翟晓文主编. —上海:复旦大学出版社,
2021.9
ISBN 978-7-309-15790-1

Ⅰ.①孩… Ⅱ.①杨… ②翟… Ⅲ.①近视-防治-问题解答 Ⅳ.①R778.1-44

中国版本图书馆 CIP 数据核字(2021)第 128855 号

孩子近视,家长最关心的100个问题
杨晨皓 翟晓文 主编
责任编辑/王 瀛

复旦大学出版社有限公司出版发行
上海市国权路 579 号 邮编:200433
网址:fupnet@ fudanpress.com http://www.fudanpress.com
门市零售:86-21-65102580 团体订购:86-21-65104505
出版部电话:86-21-65642845
上海四维数字图文有限公司

开本 890×1240 1/32 印张 6.875 字数 165 千
2021 年 9 月第 1 版第 1 次印刷
印数 1—5 100

ISBN 978-7-309-15790-1/R·1889
定价:68.00 元